日本版・集中治療室における成人重症患者に対する
痛み・不穏・せん妄管理のための臨床ガイドライン 準拠

実践
鎮痛・鎮静・せん妄管理ガイドブック

編集　一般社団法人 日本集中治療医学会
　　　J-PAD ガイドライン検討委員会

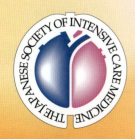

総合医学社

謹 告

本書の記載事項に関しましては，出版にあたる時点において最新の情報に基づくよう，監修者，執筆者ならびに学会，出版社では最善の努力を払っております。しかしながら，医学・医療の進歩により，記載された内容が，すべての点において完全，正確であることを保証するものではありません。実際の使用に際しては，医薬品添付文書や機器・試薬の説明書などで確認のうえ，細心の注意を払われることをお願いいたします。

医学・医療の進歩により，治療法，医薬品，検査などが本書の発行後に変更された場合，それに伴う不測の事故に対して，監修者，執筆者ならびに学会，出版社はその責任を負いかねますのでご了承ください。

実践　鎮痛・鎮静・せん妄管理ガイドブック

刊行にあたって

　日本集中治療医学会 J-PAD ガイドライン作成委員会（当時）によって 2014 年に公表された「日本版・集中治療室における成人重症患者に対する痛み・不穏・せん妄管理のための臨床ガイドライン」は，幸いなことに国内の重症患者管理に携わる多くの医療者に，「J-PAD」という略称で，広く知られるようになりました。「J-PAD」とは，「日本版の（Japanese）痛み（Pain）不穏（Agitation）せん妄（Delirium）管理のための臨床ガイドライン」の意を込め，ガイドラインを広く周知することを目的により親しみやすいネーミングとして委員会で考案した略称です。ガイドラインの公開により，「J-PAD ガイドライン作成委員会」はその役割を終え，2015 年 8 月をもって解散しました。

　一方で，J-PAD の広まりとともに，具体的に J-PAD を日常臨床に活かすためのアドバイスや疑問などについて，各方面から多くの要望が寄せられるようにもなりました。このような状況に対し，日本集中治療医学会では，ガイドラインのさらなる普及はもとより，普及によってもたらされる効果や，将来的なガイドラインの改訂のための問題点の調査をも視野に入れた活動を行うことを目的とした新たな委員会を，「J-PAD ガイドライン検討委員会」として，2015 年 10 月に立ち上げました。

　本書は，J-PAD ガイドライン検討委員会の活動の一環として，J-PAD の内容をより広く国内に普及させることを目的に，J-PAD の読み方や臨床への具体的適用法などについて，J-PAD ガイドライン検討委員会が中心となって，この領域のエキスパートの方々に執筆をお願いした「ガイドライン解説本」です。各執筆者には，J-PAD には記載できなかった事柄も含めて，「とにかくわかりやすく」を念頭においで解説をお願いしました。これまで寄せられた疑問点などにもお答えする構成となっており，重症患者管理に携わる若手医師，看護師，臨床工学技士，理学療法士，薬剤師等を対象とした「J-PAD 攻略本」ともいえる内容になっています。

　本書が，J-PAD のさらなる普及の一助となり，ひいては広く国内すべての重症患者のより一層のアウトカム改善に寄与することができれば，企画立案を行ったものとして幸いです。

一般社団法人日本集中治療医学会
J-PAD ガイドライン検討委員会
委員長　布宮　伸

日本版・集中治療室における成人重症患者に対する痛み・不穏・せん妄管理のための臨床ガイドライン

序 文

本ガイドラインは，それまで日本集中治療医学会規格・安全対策委員会（当時）で進行中であった作業を引き継ぐ形で，2013年3月に発足したJ-PADガイドライン作成委員会が作成した，集中治療室における成人重症患者に対する痛み・不穏・せん妄管理のための臨床ガイドラインである。その作成方法は米国で作成された「2013 PAD guidelines」に準じているが，内容は「2013 PAD guidelines」以降の文献の検討をも加えたばかりでなく，人工呼吸管理中以外の患者に対する対応や身体抑制の問題なども含み，さらに，重症患者に対するリハビリテーションに関する内容を独立させて詳述するなど，わが国独自のものも多い。わが国の集中治療領域の臨床現場で，本ガイドラインが適切に活用され，患者アウトカムの改善に寄与することが期待される。

Key words: ① analgesia, ② sedation, ③ delirium, ④ adult, ⑤ critically ill

日本集中治療医学会
J-PAD ガイドライン作成委員会
委員長　布宮　伸

Japanese guidelines for the management of Pain, Agitation, and Delirium in intensive care unit (J-PAD)

Committee for the development of Japanese guidelines for the management of Pain, Agitation, and Delirium in intensive care unit, Japanese Society of Intensive Care Medicine

J Jpn Soc Intensive Care Med 2014；21：539-579.

- ■ ガイドライン受付日　2014年7月11日
- ■　　　　　　　採択日　2014年8月12日

- ■ 著作権　　　本ガイドラインの著作権は一般社団法人日本集中治療医学会に帰属する。

日本集中治療医学会
J-PAD ガイドライン作成委員会

委員長	布宮　　伸	自治医科大学医学部麻酔科学・集中治療医学講座集中治療医学部門
委　員	西　信一	兵庫医科大学病院集中治療科
	吹田奈津子	日本赤十字社和歌山医療センター看護部
	行岡　秀和	大阪行岡医療大学医療学部理学療法学科救急医学講座
	植村　　桜	大阪市立総合医療センター看護部
	三浦　幹剛	帝京大学ちば総合医療センター薬剤部
	今中　翔一	帝京大学ちば総合医療センター薬剤部
	鶴田　良介	山口大学医学部附属病院先進救急医療センター
	古賀　雄二	山口大学医学部附属病院看護部
	茂呂　悦子	自治医科大学附属病院看護部
	神津　　玲	長崎大学病院リハビリテーション部
	長谷川隆一	水戸協同病院救急・集中治療部

執筆者一覧（*は各章の責任担当者）

(執筆順)

監　修
　　布宮　　伸　　自治医科大学医学部麻酔科学・集中治療医学講座集中治療医学部門

I　痛み管理
　　西　信一*　　兵庫医科大学病院集中治療科
　　吹田奈津子　　日本赤十字社和歌山医療センター看護部

II　不穏と鎮静
　　行岡　秀和*　　大阪行岡医療大学医療学部理学療法学科救急医学講座
　　植村　　桜　　大阪市立総合医療センター看護部
　　三浦　幹剛　　帝京大学ちば総合医療センター薬剤部
　　今中　翔一　　帝京大学医学部附属病院薬剤部

III　せん妄の管理
　　鶴田　良介*　　山口大学大学院医学系研究科救急・総合診療医学講座
　　卯野木　健　　筑波大学附属病院看護部
　　劒持　雄二　　東海大学医学部付属八王子病院看護部
　　古賀　雄二　　亀田医療大学成人看護学
　　茂呂　悦子　　自治医科大学附属病院看護部

IV　早期離床を目指したICUでのリハビリテーション
　　神津　　玲*　　長崎大学病院リハビリテーション部
　　鵜澤　吉宏　　亀田総合病院リハビリテーション室

V　実践を促すための対策と睡眠コントロールおよび非挿管患者への対応
　　長谷川 隆一*　　筑波大学水戸地域医療教育センター／水戸協同病院救急・集中治療科

本書の使い方

（本ガイドブックでは、「ガイドライン」からの引用箇所は、原則的にゴシック体を使用しております）

- □ ガイドラインの内容
- □ 本書のオリジナル
  ガイドラインを要約し解説。ガイドライン発表後のエビデンスの追加や応用例を提示

ガイドラインのCQ

CQ 33
ICUにおいて早期リハビリテーション介入を安全かつ効果的に進めるためにはどうしたらよいか？

なぜその「CQ」が挙がってきたのか？論点について解説

論点
- リハビリテーションはなにを目安に開始してよいのか？
- リハビリテーションをベッド上練習から離床を進めていくまでの順序や目安はどのようにするのですか？
- 離床を進める時に注意することはどのようなことでしょうか？

ガイドラインの「A」の要約

A 33
原疾患の安定および呼吸と循環動態の安定が得られたらリハビリテーションは開始できる。患者の覚醒や協力可能な程度、またモニタ所見や自覚症状、筋力などの残存機能の程度により他動運動から自動運動へと進めていく。

ガイドラインCQに対応する「A」

早期リハビリテーション介入は、すべてのICU患者（特に人工呼吸管理の長期化が予想される患者）に適応があり、全身状態の安定が得られたら速やかに早期離床および運動療法（early mobilization）を開始することを推奨する（＋1B）。ベッド上での四肢の他動運動から自動運動へ、受動座位から端座位、立位、可能であれば歩行へと進める。

ガイドラインの解説

解説　早期リハビリテーション介入の主体は離床と運動療法であり、その主たる目的はせん妄の発症や期間の減少、およびICU-AWの予防である。さらに、運動機能の維持改善によるADLの早期再獲得と自立、それによって良好な経過で患者をICUから退室させることを目指す。

ICUにおける重症患者を対象とした早期リハビリテーションの介入手段は、他動運動と自動（能動）運動に大別でき、中等度から深い鎮静下（RASS −3 〜 −4）や意識障害の合併例では前者、覚醒あるいは軽度の鎮静状態（理想的にはRASS 0 〜 −1、ただし＋1および−2でも適用不可能ではない）では後者を適用する。他動運動では、患者の四肢（可能であれば頸部や体幹）の関節を他動的に動かし（関節可動域、range of motion, ROM練習）、骨格筋を十分に伸張することで不動に伴う骨格筋や軟部組織の短縮化や関節拘縮を予防する。自動運動には四肢および体幹の自発的および抵抗運動（骨格筋の収縮に対して抵抗を加え

ることで収縮強度を高め筋力の増強を期待する、いわゆる筋力トレーニング）、さらには座位保持、起立・立位、足踏み、（車）椅子への移乗や歩行も含まれる[157,270]。いわゆるmobilizationとはこのような自動運動の総称を意味している。患者が能動的に動く、または筋力トレーニングを行うことで筋力低下予防や増強、基本動作の獲得を図る。このような早期リハビリテーションを進めていく上で、適切な鎮静のもとで鎮静を最小限にしなければ、自動運動による介入を行うことは不可能である。

自動運動は神経学的評価も兼ねて、四肢の筋力や関節可動性を評価することから開始する。実施の際には、モニタ所見や自覚症状、患者の努力や協力度などの反応を評価する。離床は端座位、起立・立位保持、さらには足踏み練習へと進める。座位、立位では血圧低下や頻脈、SpO₂低下など呼吸循環動態への影響が出現しやすくなるとともに、ラインやチューブの抜去、さらにはベッドからの転落や転倒防止に注意する。加えて、多くのスタッフによるサポート

ガイドラインをよりわかりやすく、具体的に、ポイントと注意点について解説

ガイドラインのポイント・注意点

ICUでのリハビリテーションはICU入室の原因となった疾患が安定し、循環動態と呼吸状態も安定すれば開始可能となります。しかし循環動態の安定をどの程度の循環補助薬を使用している状態か、呼吸状態安定をどの程度の人工呼吸器設定であれば安定とするか、という点は明確にはされてなく、各医師の判断によるところになっています。また実施に際してはリハビリテーション中のモニタリングが重要となり、なにか生じた場合はすぐに対応できる環境が望ましいところです。

リハビリテーションの実施内容は他動的な運動と能動的な運動とあります。患者がリハビリ時に覚醒と協力が得られれば（概ねRASS +1 〜 −1（−2）の範囲）能動的な練習は可能となり、モニタ所見、疼痛、その他症状が許容すれば端座位、離床を進めることが考えられます。一方、十分な開眼が得られずや指示への応答が困難な場合（概ねRASS −2 〜 −3以下）ベッド上での運動や他動的な座位練習の実施になります。

リハビリテーションを行う場合は疼痛も評価します。施前にNRSでの評価が3より上の値（NRS>3）で鎮痛したことを確認し離床を実施します。座位するため、その際にもNRSなどの疼痛評価を行い進めていきます。

ガイドライン発表後の新たな知見について解説

ガイドライン後のエビデンスの追加

ガイドラインでは早期からリハビリテーションを開始することを推奨しておりますが、ICU入室患者へ早期リハビリテーションを行う際に阻害因子があるとの報告があります。これらは鎮静の影響、心血管系や中枢神経系の不安定さ、また、人工呼吸器装着者や挿管チューブが挙げられることが挙げられています[1]。早期リハビリテーションが必要で導入していく流れではありますが、プロトコールやチーム教育などが必要としています。

ガイドラインをこのように使用している、など応用例がわかる

ガイドラインの応用例

では全てのICU患者にリハビリテーションの適応がある、としています。に際しては、患者個別にみると制限がかかる場合もあります（例：骨盤折、脳血管障害発症後など）。当科リハビリテーションの実施前に医師範囲を確認することが必要です。また、離床の実施にあたり有害事象ることがあることが言われています。離床時は患者の身体介助、点滴やドレーンチューブ、人工呼吸器などのライン類、モニタリングや患者アセスメントなど同時に多くのことが求められますので、必ず看護師と理学療法士など複数のスタッフで行うようにします。このように行うことで安全性を確認しながら実施することになります。

■文献
1) Harrold ME, Salisbury LG, Webb SA, et al. Early mobilisation in intensive care units in Australia and Scotland: a prospective, observational cohort study examining mobilisation practises and barriers. Critical Care (2015) 19:336

日本版・集中治療室における成人重症患者に対する
痛み・不穏・せん妄管理のための臨床ガイドライン

実践 鎮痛・鎮静・せん妄管理ガイドブック

| はじめに .... 1 |

| ガイドライン作成方法 .... 4 |

I. 痛み管理

1. 痛みの発現
CQ1　ICU に入室している患者はどのような時に「痛み」を感じているか？ 6

2. 痛みの評価
CQ2　痛みの評価は成人 ICU 患者で日常的に行われるべきか？ 10
CQ3　①自分で痛みを訴えることができる患者とできない患者の，それぞれに適した痛みの評価法は何か？ 13
　　　　②評価から介入に至る基準はどうか？ 13
CQ4　バイタルサインは成人 ICU 患者の痛みを評価するために使用できるか？ 18

3. 痛みの治療
CQ5　誰が痛みの評価をして，どのように鎮痛を行うのが有効か？ 20
CQ6　侵襲的な処置を行う時に患者が感じる痛みにはどう対応すればよいか？ 22
CQ7　処置に伴う痛みは，成人 ICU 患者で先行的に治療されるべきか？ 24
CQ8　どのような薬物が成人 ICU 患者の痛み緩和のために投与されるべきか？ 26
CQ9　鎮痛のために硬膜外ブロックや他の神経ブロックは有効か？ 31

Ⅱ．不穏と鎮静

■ 鎮静の適応 …… 34

■ 鎮静薬の臨床薬理学 …… 35

1．鎮静深度と臨床的アウトカム
CQ10　成人ICU患者は浅い鎮静深度で管理すべきか？ …… 39

2．鎮静深度とモニタリング
CQ11　人工呼吸管理中の成人患者の鎮静深度と鎮静の質の
　　　 評価に最も有用な主観的鎮静スケールは何か？ …… 42

CQ12　人工呼吸管理中は，「毎日鎮静を中断する」あるいは
　　　 「浅い鎮静深度を目標とする」プロトコルを使用すべきか？ …… 46

3．不　穏
CQ13　重症患者の不穏の原因は何か？ …… 49

4．鎮痛優先の鎮静
CQ14　人工呼吸管理中の成人患者では，「鎮痛を優先に行う鎮静法」と
　　　 「催眠重視の鎮静法」のどちらを用いるべきか？ …… 53

5．鎮静薬の選択
CQ15　人工呼吸管理中の成人患者の鎮静には，ベンゾジアゼピン系鎮静薬よりも
　　　 非ベンゾジアゼピン系鎮静薬を使用すべきか？ …… 56

CQ16　人工呼吸管理中の成人患者の鎮静薬として，
　　　 デクスメデトミジンとプロポフォールはどちらが有用か？ …… 61

CQ17　成人重症患者におけるベンゾジアゼピン系鎮静薬の適応は何か？ …… 66

6．神経学的モニタリング
CQ18　脳機能の客観的指標（聴覚誘発電位，BISなど）を，非昏睡，筋弛緩薬非投与患者の
　　　 鎮静深度を評価するために使用すべきか？　筋弛緩薬投与下ではどうか？ …… 69

Ⅲ．せん妄の管理

1．ICU 患者のせん妄に関連した臨床的アウトカム
- **CQ19** 成人 ICU 患者のせん妄に関連した臨床的アウトカムはどうなるか？ ………………… 74

2．せん妄の検出とモニタリング
- **CQ20** ICU 患者は，ベッドサイドで客観的なせん妄の評価ツールを使って
ルーチンにモニタリングされるべきか？ ………………………………………… 79
- **CQ21** 内科系および外科系 ICU で，人工呼吸管理中と非人工呼吸管理中の患者へのせん妄
モニタリングで最も妥当性と信頼性の強いエビデンスが得られているツールは何か？… 82
- **CQ22** 臨床現場でせん妄モニタリングのルーチン化は可能か？ ………………………………… 90

3．せん妄の危険因子
- **CQ23** 成人 ICU 患者のせん妄発症に関連した患者側の危険因子は何か？ …………………… 92
- **CQ24** 成人 ICU 患者のせん妄発症に関連した ICU の治療関連因子
（オピオイドやベンゾジアゼピン系，プロポフォールやデクスメデトミジンなど）は何か？ … 95
- **CQ25** 昏睡は ICU 患者のせん妄発症の危険因子であるか？ …………………………………… 98

4．せん妄の予防
- **CQ26** ICU において，非薬物的せん妄対策プロトコルは
せん妄の発症や期間を減少させるために使用すべきか？ ………………………… 101
- **CQ27** ICU において，せん妄の発症や期間を減少させるために，
薬理学的せん妄予防プロトコルを使用すべきか？ ………………………………… 104
- **CQ28** ICU 患者のせん妄発症を防止するために，
ハロペリドールや非定型抗精神病薬の予防投与を行うべきか？ ………………… 106
- **CQ29** ICU 患者のせん妄を防止するために
デクスメデトミジンを予防的に使用すべきか？ …………………………………… 109

5．せん妄の治療
- **CQ30** 成人 ICU 患者のせん妄期間を短縮する有効な薬物治療はあるか？ …………………… 111
- **CQ31** 人工呼吸管理中の成人 ICU 患者で，せん妄に対して鎮静薬の持続静注投与が必要である場合，せん妄の
期間を短縮させるためにベンゾジアゼピン系よりデクスメデトミジンのほうが望ましいか？ ……… 114

Ⅳ. 早期離床を目指したICUでのリハビリテーション

CQ32 ICUにおいて，せん妄の発現抑制あるいは
期間短縮を目的に早期リハビリテーション介入を行うべきか？ ……………… 118

CQ33 ICUにおいて早期リハビリテーション介入を
安全かつ効果的に進めるためにはどうしたらよいか？ ……………………… 121

CQ34 ICUにおいて早期リハビリテーション介入を安全かつ効果的に進めるために，
リハビリテーション専門職種の積極的関与が必要か？ ……………………… 124

Ⅴ. 実践を促すための対策と睡眠コントロールおよび非挿管患者への対応

1. ガイドラインの実践を促すための対策と教育
CQ35 痛み・不穏・せん妄をコントロールするためのプロトコルは有効か？ ……… 128
CQ36 ガイドラインやプロトコルを教育的・効果的に運用するために有用な取り組み方は？ 131

2. ICU患者における睡眠コントロール
CQ37 ICUにおいて患者の睡眠リズムを維持・改善するための方法は？ ………… 135

3. 非挿管患者（NPPV含む）における鎮痛・鎮静戦略
CQ38 非挿管患者（NPPVを含む）において鎮痛・鎮静を行うべきか？ ………… 138

4. 重症患者に対する身体抑制
CQ39 人工呼吸管理中などの成人重症患者に対して，身体抑制を行うべきか？ ……… 141

ガイドラインの文献 ……………………………………………………………………… 145

おわりに ………………………………………………………………………………… 163

索　引 …………………………………………………………………………………… 164

はじめに

　2002年に公表された米国集中治療医学会（Society of Critical Care Medicine）の成人重症患者に対する鎮痛・鎮静薬の使用に関する臨床ガイドライン[1]が，「Clinical practice guidelines for the management of pain, agitation, and delirium in adult patients in the intensive care unit」と題して10年ぶりに改訂された[2]。

　旧版のガイドラインはそのタイトルが示す通り，薬剤の使用に関する記述が中心であったのに対し，新たなガイドラインは痛み・不穏・せん妄の病態管理を目的とした内容となって生まれ変わっており，それぞれの頭文字（Pain, Agitation, Delirium）から「2013 PAD guidelines」という略称で呼ばれている[3]。「鎮痛・鎮静」という日本語は語呂がよいせいか，わが国ではこれまでしばしば用いられてきているが，海外ではこれに加えて「せん妄管理」も重要視されており，すでに「How to use analgesics and sedatives」ではなく「Management of PAD」がキーワードとなっている。その背景には，旧版のガイドライン公表以降，人工呼吸管理中の患者の痛みや鎮静深度を評価するツールと合わせて，非精神科医でも容易に導入可能なせん妄評価ツールが種々開発され，その有用性や妥当性が示されてきたことによる，痛み・不穏・せん妄の総合的評価における進歩，せん妄対策の重要性の再評価，新しい鎮静薬の登場などがある。われわれ医療者側がまず考えるべきは，「重症患者をいかにうまく眠らせるか」ではなく，「重症患者の痛み・不穏・せん妄をいかにうまく管理するか」でなければならない時代になったと言える。患者管理で重要なのは医療者側の思い込みではなく，患者自身の訴えである。そのためには患者と密接にコミュニケーションをとり，痛みや不安をきめ細かく評価することが必要であり，このことが，「患者中心（patient centered）」という考え方につながる。

　日本集中治療医学会では，2009年に集中治療専門医研修施設に対するアンケート調査を行い，わが国のICUにおける鎮痛・鎮静の実情と問題点を明らかにした上で，わが国の実情に即したガイドライン作成を喫緊の課題として報告した[4]。この報告によれば，気管挿管・気管切開下の人工呼吸管理中の患者の35～38％で鎮痛薬の投与がなく，鎮痛の評価に関しては69～72％で妥当性が証明されているツールが使用されておらず，さらに19～20％では鎮痛の評価自体が行われていなかった。鎮静に関しては，16～28％で鎮静薬の投与がなく，鎮静深度の評価も25～26％でいまだにRamsay scaleが使用され，10～12％では鎮静深度評価自体が行われていなかった。また，1日1回の持続鎮静の中断は11～18％にとどまり，鎮静薬の減量調整も6～12％で行われていたに過ぎなかった。この鎮痛・鎮静に関するこれらの傾向は，非侵襲的陽圧換気法（noninvasive positive pressure ventilation, NPPV）や自発呼吸患者ではさらに顕著となり，鎮痛・鎮静深度の評価が行われている割合は大きく低下している。せん妄評価に関しては，わずかにConfusion Assessment Method for the Intensive Care Unit（CAM-ICU）が人工呼吸患者の2～3％で用いられているに過ぎなかった。数年

前の調査とはいえ，わが国では鎮痛・鎮静・せん妄評価のルーチン化は，集中治療専門医研修施設においてすらまだまだ立ち後れていると言わざるを得ない現状である。

「2013 PAD guidelines」には，今後世界の潮流となるであろう重要な事項が随所に盛り込まれている。しかし，ICU の運営形態や看護体制，職種間協力，全体の医療制度などが米国とは異なるわが国においては，「2013 PAD guidelines」のすべてをそのまま当てはめることができるかどうかは疑問であり，十分な検討が必要と感じる項目も多い。また，「2013 PAD guidelines」が検索対象期限とした 2010 年 12 月以降も，この領域における新たな知見が続々と報告されている。たとえば，コミュニケーション（self-report）可能な患者での痛み評価の際のツールとしては，behavioral pain scale（BPS）は相応しくなく，numeric rating scale（NRS）が最も適しているとする報告[5]の一方で，ベンゾジアゼピン系鎮静薬の評価についてはいまだに激論が続いており[6〜9]，明確な結論は出ていないと言わざるを得ない。日本集中治療医学会が，「2013 PAD guidelines」の流れを受けつつも，あえて（日本語訳ではなく）日本版のガイドライン作成作業を開始した所以であり，「Japanese PAD（J-PAD）ガイドライン」と名付けている所以でもある。

　J-PAD ガイドライン作成委員会は，それまで日本集中治療医学会規格・安全対策委員会（当時）で進行中であった作業を，2013 年 3 月に引き継ぐ形で発足した。本ガイドラインは，J-PAD ガイドライン作成委員会が作成した，集中治療室における成人重症患者に対する痛み・不穏・せん妄管理のための臨床ガイドラインである。本ガイドラインの目的は，重症患者管理に携わるわが国のすべての医療者が，患者の痛み，不穏，せん妄をより総合的に管理できるよう支援することであり，その作成方法は「2013 PAD guidelines」に準じているが，内容は「2013 PAD guidelines」以降の文献の検討をも加えたばかりでなく，人工呼吸管理中以外の患者に対する対応や身体抑制の問題なども含み，さらに，重症患者に対するリハビリテーションに関する内容を独立させて詳述するなど，わが国独自のものも多い。わが国の集中治療領域の臨床現場で，本ガイドラインが適切に活用され，患者アウトカムの改善に寄与することが期待される。

■文　献

1) Jacobi J, Fraser GL, Coursin DB, et al. Task Force of the American College of Critical Care Medicine (ACCM) of the Society of Critical Care Medicine (SCCM), American Society of Health-System Pharmacists (ASHP), American College of Chest Physicians. Clinical practice guidelines for the sustained use of sedatives and analgesics in the critically ill adult. Crit Care Med 2002 ; 30 : 119-41.
2) Barr J, Fraser GL, Puntillo K, et al. American College of Critical Care Medicine. Clinical practice guidelines for the management of pain, agitation, and delirium in adult patients in the intensive care unit. Crit Care Med 2013 ; 41 : 263-306.
3) Ely EW, Barr J. Pain/agitation/delirium. Semin RespirCrit Care Med 2013 ; 34 : 151-2.
4) 日本集中治療医学会規格・安全対策委員会, 日本集中治療医学会看護部会. ICU における鎮痛・

鎮静に関するアンケート調査. 日集中医誌 2012；19：99-106.
5) Chanques G, Viel E, Constantin JM, et al. The measurement of pain in intensive care unit：comparison of 5 self-report intensity scales. Pain 2010；151：711-21.
6) Ely EW, Dittus RS, Girard TD. Point：should benzodiazepines be avoided in mechanically ventilated patients? Yes. Chest 2012；142：281-4.
7) Skrobik Y. Counterpoint：should benzodiazepines be avoided in mechanically ventilated patients? No. Chest 2012；142：284-7.
8) Skrobik Y, Chanques G. The pain, agitation, and delirium practice guidelines for adult critically ill patients：a post-publication perspective. Ann Intensive Care 2013；3：9.
9) Skrobik Y, Leger C, Cossette M, et al. Factors predisposing to coma and delirium：fentanyl and midazolam exposure；CYP3A5, ABCB1, and ABCG2 genetic polymorphisms；and inflammatory factors. Crit Care Med 2013；41：999-1008.

ガイドライン作成方法

　担当領域ごとにワーキンググループを構成し，臨床現場で直面する疑問（clinical question, CQ）およびアウトカムを提示し，客観的にエビデンスを抽出すべく文献を検索，収集，評価し，「2013 PAD guidelines」に準じて草案作成を行った。文献検索は，英文については「2013 PAD guidelines」の検索対象に2014年2月までに公表されたものを加え，日本語文献については1996年〜2013年2月までとした。患者対象は，集中治療室における成人重症患者とし，人工呼吸管理中以外の患者も対象とした。

　わが国の臨床現場でのエビデンスの質および推奨強度の格付けは，the Grading of Recommendations, Assessment, Development and Evaluation（GRADE）分類を採用した「2013 PAD guidelines」に準じて行い，わが国の実情に合わせて決定した。特に，わが国においてはエビデンスが間接的であると判断された場合は，ダウングレードとした（Table 1）。実行可能な項目については推奨度を**強い**（1）または**弱い**（2）のどちらかに評価し，その介入方法が**肯定的**な場合は（＋），**否定的**な場合は（−）を附記した（Table 2）。エビデンスがない場合や，委員会で合意形成に至らなかった項目については（0）とした。ワーキンググループの草案のすべての記述に対して，全委員で討議を重ね，最終案とした。

　なお，本ガイドラインの作成にあたり，医療業界からの助成や支援は受けていない。

Table 1　エビデンスの質に影響する因子

エビデンスレベル	エビデンスの質	エビデンスのタイプ	定義
A	高い	質の高いRCT	推定される効果への確信は，今後研究が行われてもおそらく変わらない。
B	中等度	重大な欠点のあるRCT（ダウングレード），または質の高いOS（アップグレード）	今後の研究が，推定される効果への確信に重大な影響を及ぼす可能性があり，推定が変わるかもしれない。
C	低い	OS	今後の研究が，推定される効果への確信に重大な影響を及ぼす可能性が非常に高く，推定が変わる可能性がある。

RCT：無作為比較試験，OS：観察研究。
重大な欠点のあるRCT：1）研究デザインに欠点がある，2）結果が一貫していない，3）エビデンスが間接的である，4）結果の正確度が低い，5）バイアスの可能性が高い。
質の高いOS：1）治療効果が大きい，2）用量反応性を示す，3）考え得るバイアスが提示された治療効果を減弱させている。

Table 2　推奨強度

強い推奨（1）	推奨に従った場合の望ましい効果が不利益を明らかに上回る。
弱い推奨（2）	推奨に従った場合の望ましい効果が不利益を上回ることが予想されるが，十分な根拠は不足している，もしくは不確実である。

I
痛み管理

英語の「pain」は日本語の「痛み」や「疼痛」と同義語ではない。

「Pain」は International Association for the Study of Pain（IASP）によって「実際に何らかの組織損傷が起こったとき，または組織損傷を起こす可能性があるとき，あるいはそのような損傷の際に表現される，不快な感覚や情動体験」と定義される。したがって「pain」には感覚や情動体験的な要素が多く含まれる。つまり，「pain」には神経障害性と非神経障害性があるが，本ガイドラインでは，読者の混乱を避けるために，「pain」を代表する用語として「痛み」を当てた。大切なことは，患者が「痛み」を訴えた時には「痛み」が存在することを，すべての医療スタッフが理解することである。

1. 痛みの発現

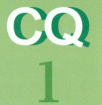

CQ 1 ICU に入室している患者はどのような時に「痛み」を感じているか？

論点
- ●「痛み」は主観的なものである。
- ●医療者が「痛み」の定義を同一基準で理解する必要がある。
- ●その上で「ICU における痛み」の範囲を理解する。
- ●「痛み」が患者にもたらす生理学的変化を理解する必要がある。
- ●そのうえで鎮痛の有用性を理解する。

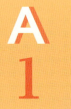

A 1 ICU に入室している患者は常に「痛み」を感じている。

安静時や通常のケアにおいても患者は日常的に「痛み」を感じている（B）。

解　説　安静時でも，内科系・外科系・外傷系 ICU 患者は強い痛みを経験している[1)～3)]。したがって，すべての ICU 患者で痛みは評価されなければならない。また，安静時の痛みは，主要な臨床症候群と考えるべきである。わが国においても心臓外科術後の鎮痛のために硬膜外鎮痛法を併用して良好に痛みをコントロールできた集計の報告[4)]がある。硬膜外鎮痛法の併用に関しては後述する。

　痛みによって引き起こされるストレス反応は，ICU 患者に対して一般に有害な結果をもたらす。増加したカテコラミンは細動脈血管収縮を引き起こし，組織灌流不全から組織酸素分圧を低下させる[5)]。痛みによって引き起こされる他の反応としては，異化作用の亢進や，タンパク基質を提供するための脂肪分解，筋肉の衰退などがある[6)]。異化作用の亢進や組織低酸素症は創傷治癒を損なって，創傷感染症の危険性を増す。また，痛みはナチュラルキラー細胞活動を抑制し[7),8)]，細胞傷害性 T 細胞数の減少と好中球の貪食活動の低下を引き起こす[9)]。急性期痛は，その後の慢性的神経障害性疼痛を引き起こす最も大きな危険因子である[10)]。さらに，痛みは運動性の低下を招来し，このことにより静脈血栓を作りやすくするとも考えられる。

ガイドラインのポイント・注意点

　International Association for the Study of Pain（IASP）は，「痛み」を「実際に何らかの組織損傷が起こったとき，または組織損傷を起こす可能性があるとき，あるいはそのような損傷の際に表現される，不快な感覚や不快な情動体験」と定義している。この定義を分解すると①実際に何らかの組織損傷が起こったとき表現される不快な感覚や不快な情動体験，②組織損傷を起こす可能性があるとき表現される不快な感覚や不快な情動体験，③損傷の際に表現されるような不快な感覚や不快な情動体験，となる。刃物を腕に押し当てたときをイメージすれば①と②は容易に想像できる。③に関しては刃物を押し当てていないのに同じような感覚があるということであり，「痛み」の主観性を表現している。

　つまり，①，②は医療者が他覚的に理解できるが③については医療者が原因を認識できていなくても痛みは存在することを示している。言い換えれば「痛み」を経験している人によって報告されるときだけ「痛み」が存在することがあり得ることを示唆する。

　結局，明らかな原因が特定できなくとも患者が痛いと言っているときには「気のせい」で済ますのではなく「痛み」が存在することを認識しなくてはならない。

　日本語でいう「痛み」には「身体的苦痛」，「心理的苦痛」，「社会的苦痛」，「スピリチュアルペイン」が含まれており「全人的苦痛（トータルペイン）」といわれる（図 1）。しかし，現実に ICU で経験する痛みの多くは最も狭義の身体的苦痛のなかの痛みであり，拡大解釈しても不安やいらだちが入ってくるに過ぎないと考える。

　そこで，今回の「痛み」の定義については「（集中治療領域での）痛み」として，

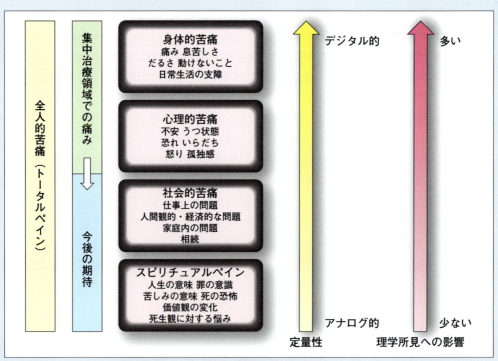

図1 痛みの定義

身体的苦痛と心理的苦痛を含めた。ただし，今後ICUの活動拡大のためには社会的苦痛やスピリチュアルペインも痛みとして取り扱う必要があろう。

ガイドライン後のエビデンスの追加

重症患者における痛みの病態生理学，至適な痛み制御における痛み評価の必要性，痛み予防のための薬理学的あるいは非薬理学的戦略が論評されている。

重症患者での急性期痛のコントロールは集中治療領域では広い範囲で過小評価，あるいは過少な使い方をされている。オピオイドは治療の基本であり，多方面からの痛みへのアプローチが患者予後をよくして副作用も減らすだろうと結論づけている[1]。

ガイドラインの応用例

Closed ICUからOpen ICU，外科系・内科系ICUなどさまざまなICUがあり，行われている治療やケアもさまざまである。そのなかで患者の快適性を確保しつつ，必要な治療やケアを提供していくためには鎮痛は必要不可欠である。そのことをICUに入室している患者にかかわるすべての医療者に理解してもらう手始めとして，このガイドラインを活用していく意義がある。

当施設（日本赤十字社和歌山医療センター）は集中治療医が患者管理を行っている

が，一部主治医制が残っている。今までは主治医が患者の鎮痛・鎮静について無頓着な場合も多かったが，このガイドラインをきっかけに，鎮痛・鎮静について話し合うことができ，集中治療医と相談したり，痛み・せん妄・鎮静スケールを評価しながら薬剤投与など行うようになったりしている。

（吹田奈津子）

文　献

[1] Reardon DP, Anger KE, Szumita PM. Pathophysiology, assessment, and management of pain in critically ill adults. Am J Health Syst Pharm 2015；72：1531-43.

2. 痛みの評価

CQ 2 痛みの評価は成人ICU患者で日常的に行われるべきか？

論点
- 評価は主観の客観化である。
- 痛みの評価法は患者の自己申告が可能か否かが大事である。
- 患者にとってなるべく負担にならない評価法であるべきである。
- 闇雲に評価をしてもよい情報は得られない。
- 「評価ツール」という言葉を理解する。

A 2 A1で示したようにICUに入室している患者は常に「痛み」を感じているのであるから，痛みは通常すべてのICU患者でモニタすることが推奨される。

痛みは通常すべてのICU患者でモニタすることが推奨される（＋1B）。

解説　エビデンスの質は中等度であるが，すべてのICU患者で日常的に痛みの評価を実行することによる利益が，これを行うことによる危険を大きく上回るため，強く推奨される。成人ICU患者に対する日常的な痛みの評価は，患者の臨床的アウトカムの改善と関係している。特にプロトコル化された痛み評価は，鎮痛薬使用量の減少，ICU入室期間や人工呼吸期間の短縮と有意に関係していた[11), 12)]。

ガイドラインのポイント・注意点

「痛み」は定義にもあるようにあくまでも「不快な感覚や情動体験」であり，アナ

ログ的なサインである。したがって，客観的な尺度にするためにはアナログ/デジタル変換機が必要であり，これが痛みの評価ツールと呼ばれる。

A1にもあるように一番重要なことは「患者が痛みを訴えれば痛みは存在する」ということを医療スタッフ全員が理解することである。そして，適切な時期に適切なツールを用いて患者の痛みを記録する（プロトコル化された痛み評価）。加えて，鎮痛処置など介入の前後に痛みを評価することが肝要である。

ガイドライン後のエビデンスの追加

ICUの多くの患者はコミュニケーション力や認知能力が減じており，その痛みをうまく伝えることができない。したがって患者の行動や生理学的な反応が間接的ではあるが妥当な痛みの評価とされてきた。本論文においてはさまざまな痛み評価ツールが論評されている。

結論として，痛み評価における多専門的チーム教育が重要だとしている。そのうえで特に頭部外傷やせん妄患者での痛み評価ツールの検証が急務であるとしている[1]。

人工呼吸中の患者の痛み評価は，患者の訴えを読み解いて，ペインスコアとして評価し，適切な対処を決定する非常に高度な看護技術を必要とするにもかかわらずあまり理解されていない。

スイス西部の教育病院ICUにおいて，7名の専門看護師を対象に1344の質問を解析することで痛みの自己申告が不可能な患者にどう対応しているかを調査した。

人工呼吸中の患者の痛み評価は，痛みそのものを評価するのではなく患者の臨床的状況が重要であり，鎮静も考慮して評価するべきであるとした[2]。

痛み・鎮静・不穏の質を評価するためのプロセス制御方法論に基づくツール（Sedation Quality Assessment Tool，SQAT）の有用性を8つのICUで12ヵ月間にわたって検証した。

SQATは同時に痛み・鎮静・不穏管理の複数の面をモニタするのに用いることができて，ICUのなかでの経時的変化あるいは他の施設との差異を調査することで評価の質を改善することに有用であると考えられた[3]。

ガイドラインの応用例

間質性肺炎　50歳代女性　既往にリウマチあり

入室時は意識障害もあった。人工呼吸管理中2日目でフェンタニルとデクスメデトミジンを使用しRASS −3〜−4，CAM-ICU陽性だった。鎮静を深めにしていてもBPS 5〜6（表情2〜3，上肢2，呼吸器との同調性1）であり，特に表情が硬いままであった。フェンタニルを増量しても表情は変わらずBPSの評価も変わらなかった。医師も交えてカンファレンスを行い，リウマチの影響も考えられるため入院前に使用していた薬剤の再開の検討や苦痛のない体位の工夫などの介入を検討した。

医療者が鎮痛を十分に行っているつもりでも，何らかの苦痛が存在することがある。せん妄や意識障害など，自分で訴えられない患者の場合は全患者にスケールを用いて評価することによって，患者の苦痛に早く気付くことができ，介入することができる。

（西　信一，吹田奈津子）

文　献

1. Gélinas C, Chanques G, Puntillo K. In pursuit of pain：recent advances and future directions in pain assessment in the ICU. Intensive Care Med 2014；40：1009-14.
2. Gerber A, Thevoz AL, Ramelet AS. Expert clinical reasoning and pain assessment in mechanically ventilated patients：A descriptive study. Aust Crit Care 2015；28：2-8.
3. Walsh TS, Kydonaki K, Lee RJ, et al. Development of process control methodology for tracking the quality and safety of pain, agitation, and sedation management in critical care units. Crit Care Med 2016；44：564-74.

CQ3

①自分で痛みを訴えることができる患者とできない患者の，それぞれに適した痛みの評価法は何か？
②評価から介入に至る基準はどうか？

論点
- 痛みの評価法を選択する際には患者が自己申告が可能か否かが大きな問題である。
- 自己申告は気管挿管でも意識障害でも不可能になる。
- 最低 NRS，VAS，BPS，CPOT は理解しておく。
- 上記の痛み評価ツールの利点，欠点を理解しておく。
- 介入の基準を理解しておく。

A3

自己申告可能か否かで評価ツールを使い分けて，介入の基準を覚える。

①人工呼吸の有無に関わらず，患者が痛みを自己申告できる場合は NRS や Visual Analogue Scale（VAS）が，自己申告できない場合は BPS，Critical-Care Pain Observation Tool（CPOT）が推奨される[13),14)] (B)。
②NRS＞3，もしくは VAS＞3，あるいは，BPS＞5 もしくは CPOT＞2 は患者の痛みの存在を示すため，何らかの介入基準とすることを推奨する (B)。

解説　痛みとは個人が主観的に感じるものであり，それを感じているものが申告して初めて存在するものになる。したがって，痛みの自己申告が可能な患者ではそれが患者自身の痛み評価であり，ゴールドスタンダードであるため，安静時においても積極的に患者から痛みの有無を聞き出すことが必要である。一方，「言葉によるコミュニケーションができないからといって，その患者が痛みを感じ，適切な痛み対策を必要としている可能性を否定することはできない（IASP）」。そのため，痛みの自己申告が不能な患者では，妥当性および信頼性が証明された痛みの評価スケールを用いた医療者側の客観的な評価が必要である。

　自己申告可能な患者の痛みの強さの評価法で広く一般的に用いられているものは NRS および VAS である。NRS は現在の痛みが 0～10 までの 11 段階でどの程

度かを患者自身により口頭ないしは目盛りの入った線上に記入してもらう方法で，VAS は一端が「全く痛まない」，他端が「これ以上ない痛み，もしくは想像し得る最大の痛み」を配した 10 cm のスケールに，現在の痛みがどこに相当するかを患者に記してもらう方法であり，ともに痛み対策の目標スコアは<3 とされている[11),15)]。VAS には「想像し得る最大の痛み」の決定があいまいとなってしまいやすい欠点があるため，たとえば，術前より説明可能でかつ理解力のある患者における術後痛などの評価には有用であると考えられるが，緊急入室などの患者では十分理解されない場合もあるので注意が必要である。一方，NRS はより簡便で患者の理解が得られやすい利点があり，ICU 患者にはこちらが適しているとされている[16)]が，すでに VAS の使用に慣れている施設では，「患者の痛みを評価する」ことを優先するために，その使用を継続することも考慮されてよい。NRS，VAS のいずれのスコアも 3 を超えると患者に有意な痛みが存在することを示しており，何らかの介入が必要と考えられるが，薬理学的介入が必要かどうかは患者の意向を確認したり，他の要因を検索しながら判断する。

　自己申告不能な患者に対するさまざまな痛みの評価スケールの中では，観察研究ではあるが，BPS（3–12 が合計スコア）（Table 3）と CPOT（0–8 が合計スコア）（Table 4）が評価者間の信頼性[15),17)〜23)]，判別的妥当性[15),17),19),22)〜24)]，基準関連妥当性[18)〜20),23),24)]に関して内科・外科・外傷系 ICU 患者において良い計量心理学的特性があることが分かっている。BPS については，発語不能な成人 ICU 患者における安静時と比較した侵襲的処置時の記述統計に基づいたカットオフ値（>5）が提案されている[11)]。同様に CPOT>2 による評価も，侵襲的処置を受けた手術後成人 ICU 患者の強い痛みの予測感度が 86%，特異度は 78% を示した[25),26)]。BPS と CPOT は，標準化された短期間の訓練により，ICU でうまく使うことができ[27),28)]，挿管中から抜管後でも使いやすい。日本語版 BPS は日本呼吸療法医学会ガイドライン[29)]ですでに公表されており，日本語版 CPOT については現在検証作業が進められている。これらの痛みの評価スケールの定期的な使用は

Table 3　Behavioral pain scale（BPS）

項　目	説　明	スコア
表　情	穏やかな 一部硬い（たとえば，まゆが下がっている） 全く硬い（たとえば，まぶたを閉じている） しかめ面	1 2 3 4
上　肢	全く動かない 一部曲げている 指を曲げて完全に曲げている ずっと引っ込めている	1 2 3 4
呼吸器との同調性	同調している 時に咳嗽，大部分は呼吸器に同調している 呼吸器とファイティング 呼吸器の調整がきかない	1 2 3 4

（Payen JF[22)]から日本語訳についての承諾済み）

Table 4　Critical-Care Pain Observation Tool（CPOT）

指標	状態	説明	点
表情	筋の緊張が全くない	リラックスした状態	0
	しかめ面・眉が下がる・眼球の固定，まぶたや口角の筋肉が萎縮する	緊張状態	1
	上記の顔の動きと眼をぎゅっとするに加え固く閉じる	顔をゆがめている状態	2
身体運動	全く動かない（必ずしも無痛を意味していない）	動きの欠如	0
	緩慢かつ慎重な運動・疼痛部位を触ったりさすったりする動作・体動時注意をはらう	保護	1
	チューブを引っ張る・起き上がろうとする・手足を動かす/ばたつく・指示に従わない・医療スタッフをたたく・ベッドから出ようとする	落ち着かない状態	2
筋緊張 （上肢の他動的屈曲と伸展による評価）	他動運動に対する抵抗がない	リラックスした	0
	他動運動に対する抵抗がある	緊張状態・硬直状態	1
	他動運動に対する強い抵抗があり，最後まで行うことができない	極度の緊張状態あるいは硬直状態	2
人工呼吸器の順応性 （挿管患者）	アラームの作動がなく，人工呼吸器と同調した状態	人工呼吸器または運動に許容している	0
	アラームが自然に止まる	咳きこむが許容している	1
	非同調性：人工呼吸の妨げ，頻回にアラームが作動する	人工呼吸器に抵抗している	2
または			
発声（抜管された患者）	普通の調子で話すか，無音	普通の声で話すか，無音	0
	ため息・うめき声	ため息・うめき声	1
	泣き叫ぶ・すすり泣く	泣き叫ぶ・すすり泣く	2

（Gélinas C [20] から日本語訳についての許諾を得た，名古屋大学大学院医学系研究科博士課程後期課程看護学専攻，山田章子氏のご好意による。これは信頼性・妥当性を検証中の暫定版である）

より良い痛み管理につながり，ICU 患者の臨床的アウトカムが改善する[12),27),28)]。自己申告可能な場合と同様に，BPS＞5，CPOT＞2 では患者に有意な痛みの存在が考えられるため何らかの介入が必要であるが，合計スコアが基準に満たない場合でも痛みの存在を完全に否定することなく，注意深い観察と評価が必要である。

介入基準については海外からの報告を基に示してあるので，プロトコル作成の際には各施設で検討されることを期待する。

ガイドラインのポイント・注意点

自分が気管挿管されていたり，意識が朦朧としたりした状態で痛みを訴えることをイメージすればよい。NRS や VAS は使えないことがわかる。

医療者が評価するツールとしては BPS と CPOT が使いやすい。近年 CPOT のさまざまな状況での有用性が報告されている。

介入の基準は，あくまでも「それくらいの値になれば介入を検討する」という基準値である。したがって，それぞれのICUにおいて専従医の有無やICUの運営形態によっ

て基準値は変わってくると考えられる。各施設において多くの職種が集まって話し合うことで多職種による鎮痛プロトコルが作成されることを期待している。

ガイドライン後のエビデンスの追加

せん妄の存在する患者でもCPOTが使えるかどうかをカナダの2つのICUにおいて40名のCAM-ICU陽性の患者で検討した。

この結果，CPOTは確実に痛みの有無を自己報告することができない，非昏睡状態でせん妄状態の成人のICU患者においても有効な痛み評価ツールであるとした[1]。

脳神経外科術後の患者でもCPOTが使えるかどうかをカナダのICUにおいて43名の脳神経外科術後の患者で検討した。

この結果，CPOTは脳神経外科術後のICU患者においても有効な痛み評価ツールであるとした[2]。

ガイドラインの応用例

僧帽弁形成術後　50歳代男性

術後3日目に人工呼吸器から離脱でき，デクスメデトミジン，フェンタニルも終了した。高血圧傾向のためニカルジピンを使用しておりBP120台/mmHg，HR70台/minで経過していた。CAM-ICU陰性。創部痛は安静時NRS：0，体位変換など体動時のみNRS：3で経過していた。自動運動は少なく体位変換時は眉間にしわを寄せ，やや四肢に力が入り，「うっ，痛い」と一瞬声を出すこともあり，血圧は一過性に上昇することがあった。もともと我慢強い性格であり自ら鎮痛薬を求めることはなかった。

術後4日目，心臓リハビリテーションの端座位を実施予定であった。体位変換時の痛みの評価を行ってみると，CPOT4（表情1，四肢の動き1，筋肉の緊張1，発声1）であった。NRS：3であったが体動時の痛みは介入が必要なものだと判断できた。患者も交えて主治医と相談し前鎮痛として，フェンタニルを使用し，その後心臓リハビリテーションを実施した。結果，循環の変動もほぼなく自ら端座位になることができた。NRS：2，端座位実施時は眉間にしわを寄せるが，移動時も特に発声はなかった〔CPOT2（表情1，四肢の動き1，筋肉の緊張0，発声0）〕。

痛みは主観的なものであるとされているが，自己申告だけでは自らの痛みを低く評価したり，鎮痛薬の依頼をしなかったりする場合がある。循環への影響が予想される場合などは特に，客観的にも痛みを評価し，介入の有無の判断が必要になる。この事例でも，客観的な痛みの評価から積極的に前鎮痛を行うことによって，循環への影響を最小限にして離床を進めることができた。

（西　信一，吹田奈津子）

■ 文　献

① Kanji S, MacPhee H, Singh A, et al. Validation of the Critical Care Pain Observation Tool in Critically Ⅲ Patients With Delirium：A Prospective Cohort Study. Crit Care Med 2016；44：943-7.

② Echegaray-Benites C, Kapoustina O, Gélinas C. Validation of the use of the Critical-Care Pain Observation Tool (CPOT) with brain surgery patients in the neurosurgical intensive care unit. Intensive Crit Care Nurs 2014；30：257-65.

CQ 4 バイタルサインは成人ICU患者の痛みを評価するために使用できるか？

論点
- バイタルサインの変動は痛み以外でも起こることを理解する。
- 痛みも変動の要因のひとつであることを理解する。
- バイタルサインの変化は痛み評価のきっかけとはなり得る。

A 4 バイタルサインは痛みを評価するタイミングとして用いるべきであり、バイタルサインで患者の痛みの評価を行わないようにする。

① バイタルサイン（またはバイタルサインを含む観察的痛み評価スケール）のみで成人ICU患者の痛みの評価を行わないよう提案する（−2C）。
② 痛みを評価するタイミングとしてバイタルサインを用いてもよいと提案できる（＋2C）。

解説　観察研究ではあるが、内科系、外科系、外傷系ICU患者でのバイタルサインによる痛み評価は困難であるとされている。ICU患者が痛みを伴う処置を受ける時、たとえバイタルサインが増加する傾向にあるとしても、これらの変化は痛みの程度を示す信頼できる指標にはならない[8),17),20),22),24)]。バイタルサインは、侵襲的処置でも非侵襲的処置でも増加するという報告[23)]がある一方、侵襲的処置時でも安定しているという報告[30)]もある。しかし、バイタルサインは、痛み、苦痛または他の要因で変化し得るので、これらの患者でより詳細な痛み評価を実行するきっかけにはなる[31)]。

ガイドラインのポイント・注意点

　痛いときに血圧が上昇し，脈拍が速くなり，呼吸数が増えることは容易に想像できる。逆にカテコラミンの増減や出血で血圧や脈拍，呼吸数が変動することもよく遭遇する状況である。今一度それぞれのバイタルサインのもつ意味を考えバイタルサインを患者の病態の鑑別診断のための道具として位置付けることが必要である。このときに痛みも鑑別診断のひとつとして想定することを忘れてはならない。

ガイドラインの応用例

　肺炎　70歳代女性（気管挿管，人工呼吸管理中）
　意識レベル JCS10，GCS（E：3・V：T・M5），RASS－1，CAM-ICU陽性。四肢を動かすオーダーや質問に答えなかった。デクスメデトミジンを投与していたが，眉間にしわを寄せており上肢に力が入っているため痛みの評価を行うと，BPS5（表情2，上肢2，呼吸器との同調性1）であったため，医師に相談した結果フェンタニルの持続投与を開始することとなった。
　その後，痛みを評価すると，BPS3（表情1，上肢1，呼吸器との同調性1）となっていた。
　翌日，HR70台/min，BP100台/mmHgに低下した。人工呼吸器のアプニアアラームが再々鳴るようになった。BPS3（表情1，上肢1，呼吸器との同調性1），RASS－2であった。医師，看護師で経過を話し合い，過鎮痛の影響が考慮されデクスメデトミジンとフェンタニルを減量して経過を観察したところ，1時間後にはHR90/min台，BP110台/mmHg，呼吸回数は10回台/minで経過し，アプニアアラームが鳴ることはなくなった。RASS－1，BPS3（表情1，上肢1，呼吸器との同調性1），CAM-ICUは陽性のままであった。
　意思疎通が十分にとれない患者の場合，バイタルサインや意識レベルだけでは鎮痛・鎮静のどちらが必要なのか判断できない場合もある。この事例ではBPSを使用することにより，痛みの可能性も考慮できた介入につながっている。
　翌日の過鎮痛に関しても，1日の経過を医師と看護師で共有したうえで，鎮痛を優先した管理ができた。

（西　信一，吹田奈津子）

3. 痛みの治療

CQ 5 誰が痛みの評価をして，どのように鎮痛を行うのが有効か？

論点
- 痛み評価スケール（ツール）は多職種で共有するべきである。
- 評価ツールの使用は定期的・継続的であるべきである。
- 患者自己調節鎮痛法（patient controlled analgesia, PCA）を念頭におく。

A 5 患者管理にかかわるすべての職種が，共通の痛み評価スケールを使用して定期的・継続的に評価を行う必要がある。その際にPCAの使用も考慮する。

①医師，看護師，臨床工学技士，薬剤師，理学療法士など，患者管理に関わるすべての職種が，共通の痛み評価スケールを使用して定期的・継続的に評価を行うことを提案する（+2C）。
②鎮痛薬の投与方法としては，患者自己調節鎮痛法（patient controlled analgesia, PCA）機能のついたポンプを使用すれば患者の判断で追加投与が可能になる。ICUでも術後鎮痛に使用した場合，早期離床によい影響を及ぼす可能性がある（C）。

解説 痛み評価に共通の痛み評価スケールを使用することで，医療従事者は患者の痛みの程度の変動を共有することができる[32]。
　食道亜全摘術後に患者自己調節硬膜外鎮痛法（patient controlled epidural analgesia, PCEA）を使用することで早期リハビリテーションが促進される[33),34)]など，痛みのコントロールを行うことが早期離床や咳嗽を容易にすることもある。意識のよい患者ではPCEAを看護師が管理するより，患者自身で管理した方が痛みのコントロールは良好であった[35]。

ガイドラインのポイント・注意点

　多職種・多専門性（Multi-disciplinary & Multi-professional）はICU領域でのキーワードとなっている。早期離床（Early mobilization）ひとつをとっても医師，看護師，臨床工学技士，薬剤師，理学療法士の連携なくしては成立しないことは想像に難くない。痛み評価を考えるとき，多職種間で共通の痛み評価スケールを使用することが大切である。見方を変えれば，それぞれの職種が異なった痛み評価スケールを使用した場合を想定すれば患者の早期離床が達成できないことは容易に理解できる。

　PCAは唯一患者主体の鎮痛法であり「患者さんが痛いと言うときには痛みは存在する」（CQ1）を考えれば非常に有用な方法であろう。ただし先の章（CQ3）で論じられた自己申告可能か否かは考慮されなければならない。また，使用する鎮痛薬の特徴を医療者側が十分に理解する必要があることは言うまでもない。

　PCAについても，PCEAについてもその安全性，有効性についてはまだ多くのエビデンスを必要としていると考える。硬膜外鎮痛についてはCQ9において再考する。

ガイドラインの応用例

　重症インフルエンザ肺炎　60歳代男性

　人工呼吸管理中で日中はフェンタニルの持続投与のみ，夜間には必要時プロポフォールを追加してRASS 0〜−2，CAM-ICU陰性だった。体を動かしたときの気管チューブの不快が強くNRS：5となることもあった。

　理学療法士によるリハビリテーションが開始となったが，端座位，立位時に特に気管チューブの不快が強くなることが予測された。そのため事前に情報共有を行い，痛み（気管チューブの不快）の評価を行いながら，フェンタニルの量を調整することとなった。理学療法士も患者を動かしながらNRSによる痛みの評価を行い，医師・看護師と共有することで，患者を待たせることなく鎮痛薬の調整ができ，患者の苦痛を最小限にしながら離床を進めることができた。

〔西　信一，吹田奈津子〕

CQ6 侵襲的な処置を行う時に患者が感じる痛みにはどう対応すればよいか？

論点
- 先行性鎮痛は念頭におくべきである（CQ7）。
- 漫然と痛みを評価するより処置の前後で評価する。
- 処置の前後での評価は処置自体の評価にもつながる。
- 処置に伴う苦痛はさまざまな条件で異なる。
- バイタルサインで患者の痛みの評価を行わないようにする（CQ4）。

A6 痛みを伴う処置では処置中あるいは先行性の鎮痛を考慮し，処置の前後で痛みの程度を評価するべきである。

① 胸腔ドレーンの抜去や創処置のような痛みを伴う処置の前には鎮痛を考えるべきである（B）。
② 先行性鎮痛（preemptive analgesia）については有用であるという報告がある（CQ7参照）。
③ 鎮痛処置の前後で痛みの程度を評価することが重要である（B）。

解説　胸腔ドレーン抜去や傷処置のような非手術的処置と関連した痛みは，成人ICU患者で一般的に認められる[30), 36)]が，処置の前に鎮痛薬を投与されていた患者は25％に満たなかったという報告[36)]がある。処置に伴う苦痛は年齢によって異なる[37), 38)]。また，患者の処置に伴う痛みの程度は，処置によっても異なる[37), 38)]。この際に認められる血行力学的変化は，一般に処置に伴う痛みの程度と有意な相関はない[30)]。処置に伴う痛みの程度は通常は中程度である[36)]が，処置前の痛みの程度と鎮痛薬の投与によって影響される[39)]。なお，いくつかの報告は先行性鎮痛には利益があることを示唆しているが，先行性鎮痛を行わない場合の処置に伴う痛みの危険性については不明である。特に大切なことは鎮痛処置の前後で痛みを評価することである[40)]。

ガイドラインのポイント・注意点

　米国のガイドラインでもJ-PADガイドラインにおいても侵襲的処置の代表例として胸腔ドレーン抜去を使っている。苦痛を伴う処置，と解してもよい。処置に伴う苦痛は個人差が大きく（「痛がり」「過敏」など），そのときの病態にも左右されることは実臨床でよく経験する。

　冒頭の，ICUに入室している患者は常に「痛み」を感じていることを再確認して，そのうえに苦痛を伴う処置がなされることを理解しなければならない。さらにこの理解は多職種共通の痛み評価ツールを用いることで処置のタイミング，手段などを議論すべきであろう。

　また，処置前後の痛みの評価から得られたデータベースは，その施設でのPADプロトコル作成に有用な情報をもたらすであろう。

ガイドラインの応用例

　膿胸による呼吸不全　70歳代男性

　人工呼吸管理中に，胸腔ドレーンを追加で挿入することとなった。日中はフェンタニルの持続投与のみ，夜間にはデクスメデトミジンを追加してRASS 0〜−2，CAM-ICU陰性で経過できていた。

　処置前に患者に説明した後，フェンタニルのボーラス投与と局所麻酔により胸腔ドレーンを挿入した。患者は痛みや不安を訴えることなく処置を終了できた。

　患者と意思疎通ができる場合はこのように説明を行い，痛みや不安を確認しながら処置を行うことができる。意思疎通が困難な場合でも同様に行っていくことが必要である。

（西　信一，吹田奈津子）

CQ 7 処置に伴う痛みは，成人ICU患者で先行的に治療されるべきか？

論　点
- 先行性鎮痛は念頭におくべきである。
- 非薬理学的介入も考慮する。

A 7 成人ICU患者ではあらゆる処置で先行性鎮痛や非薬理学的介入を念頭におくべきである。

①成人ICU患者で胸腔ドレーン抜去時の痛みを軽減するために，先行性鎮痛や非薬理学的介入（例えば，リラクゼーション）を施行することを推奨する（＋1C）。

②成人ICU患者では，胸腔ドレーン抜去時以外の侵襲的処置や痛みを伴う可能性のある処置についても，痛みを軽減するために先行性鎮痛や非薬理学的介入を施行することを提案する（＋2C）。

解　説　患者が胸腔ドレーン抜去の前にモルヒネの静注に加えてリラクゼーションを受けた場合[41]や，フェンタニル投与を受けた場合[42]に，有意に痛みスコアが低下することが報告されている。これらの研究によると，先行性鎮痛による利益は，これによる不利益を上回る。大部分のICU患者は他の痛みを伴う処置を受ける場合も，先行的な非薬理学的および/または薬理学的な介入が行われることを望むと考えるべきである。

ガイドラインのポイント・注意点

リラクゼーションには身体的（physical relaxation）と精神的（mental relaxation）なものがあると想像できる。さらに中間的なものとして人の五感を利用する部屋の明るさ，匂い，色彩，音楽などもある。最も身体的なものに身体的運動（physical exercise）があるが，これはリハビリテーションの項（CQ 32-4）で再考する。対極としての精神的なアプローチとしてカウンセリングが想定できる。

いずれにしても重症・集中治療領域では今まであまり議論されなかった領域である。したがってあまり有用なエビデンスがない。今後各施設のPADプロトコルに組み込んでいただきエビデンスが集積されることを期待する。

ガイドライン後のエビデンスの追加

術後急性期痛に関連する6556編の抄録を解析した。その結果，
1) 周術期患者教育の適切な時期と方法
2) 非薬理学的手段
3) 鎮痛法の組み合わせ方
4) 処置に対する患者の反応の様子
5) 神経ブロックの手段
6) 各施設の標準処置

に差異があることがわかった[1]。

（西　信一）

文　献

[1] Gordon DB, de Leon-Casasola OA, Wu CL, et al. Research gaps in practice guidelines for acute postoperative pain management in adults：findings from a review of the evidence for an american pain society clinical practice guideline. J Pain 2016；17：158-66.

CQ8 どのような薬物が成人ICU患者の痛み緩和のために投与されるべきか？

論点
- 静注オピオイドを検討すべきである。
- 非オピオイド性鎮痛薬の併用も検討すべきである。
- わが国でしばしば用いられるオピオイド拮抗性鎮痛薬については、その作用機序の理解が不可欠である。
- 神経障害性疼痛と非神経障害性疼痛を鑑別する。
- 神経障害性疼痛に対しては別の薬物を考慮すべきである。

A8 ICUでの鎮痛薬レジメとしては静注オピオイドを中心に非オピオイド性鎮痛薬を併用するようなレジメが良い。

① ICU患者の痛みを治療するためには、静注オピオイドを第一選択薬とすることを推奨する（＋1C）。
② 静注オピオイドの必要量を減少もしくはなくすために、またオピオイド関連の副作用を減少させるためにも、非オピオイド性鎮痛薬の使用を考慮してもよい（＋2C）。
③ オピオイド拮抗性鎮痛薬はまだ十分なエビデンスが集まっていないが、鎮痛の作用機序を理解した上で使用を考慮してもよい（C）。

解説
　非神経障害性疼痛を減弱させるために、オピオイドを中心としたレジメを使用することを支持するエビデンスがある[43),44)]。薬剤コストや使い易さの問題は別として、同程度の目標鎮痛レベルを設定して滴定できるのであれば、すべての静注オピオイドは同程度の鎮痛効果があり、人工呼吸期間やICU入室期間などの臨床的アウトカムにも差はない。ただし、メペリジン/塩酸ペチジンは代謝物ノルメペリジンに神経毒性があるので、ICUでの使用は推奨しない[45)]。
　神経障害性疼痛に対しては、人工呼吸管理中の患者の場合、静注オピオイド単独使用よりも、静注オピオイドに加えてガバペンチンの経口投与の併用がより優れた鎮痛効果が得られるという報告[46),47)]があるが、わが国においてはまだ一般的ではない。また、近年プレガバリンの有効性の報告[48),49)]もあるが、プロトコルの施設間格差も考慮するなどの検討が必要である。

一方，非神経障害性疼痛に対しては，オピオイドのほかにも静注アセトアミノフェン[43]，経口，静注または経直腸シクロオキシゲナーゼ阻害薬[50]～[52]あるいは静注ケタミン[53],[54]などの非オピオイドが使用できる。非オピオイドの使用によりオピオイド総投与量の減少とオピオイド関連副作用の発現頻度と程度が低下するかもしれない。

　わが国でしばしば用いられることが多いオピオイド拮抗性鎮痛薬には，

①部分作用薬 partial agonist：ブプレノルフィン buprenorphine
②①以外の部分作動薬：塩酸トラマドール
③作用薬-拮抗薬 agonist-antagonist / 拮抗性鎮痛薬：ペンタゾシン，ブトルファノール
④オピオイド拮抗薬 opioid antagonist：ナロキソン

がある。これらの薬物は μ，κ，δ 受容体部分でオピオイドと競合的に作用するため，オピオイドと併用すると効果が減弱したり増強したりするので，使用には十分な知識と注意が必要である[45]（Table 5～8）。

Table 5　わが国のICUで使われている主なオピオイド

分類	系列	化合物	投与経路	商品名
あへんアルカロイド系オピオイド	モルヒネ系	モルヒネ塩酸塩	経口	モルヒネ塩酸塩
			静注	アンペック，塩酸モルヒネ，モルヒネ塩酸塩
		モルヒネ塩酸塩水和物	経口	モルヒネ塩酸塩，パシーフ，オプソ
			静注（プレフィルド）	プレペノン
			経直腸	アンペック
		モルヒネ硫酸塩水和物	経口	カディアンスティック，モルペス，ピーガード，MSコンチン，MSツワイスロン　など
	コデイン系	コデインリン酸塩水和物	経口	コデインリン酸塩水和物
		コデインリン酸塩散	経口	コデインリン酸塩散
	その他	オキシコドン塩酸塩水和物	経口	オキノーム，オキシコンチン
	配合剤	アヘンアルカロイド・アトロピン注射液	皮下注	オピアト，ペンアト
		アヘンアルカロイド・スコポラミン注射液	皮下注	オピスコ，ペンスコ
合成オピオイド	フェニルピペリジン系	ペチジン塩酸塩	経口	オピスタン
			皮下/筋注	塩酸ペチジン，オピスタン
	その他	フェンタニルクエン酸塩	口腔粘膜吸収	アクレフ
			静注/硬膜外	フェンタニル
			貼付	フェントス
		メサドン塩酸塩	経口	メサペイン

（つづく）

Table 5 （つづき）

分類	系列	化合物	投与経路	商品名
合成オピオイド	その他	フェンタニル	貼付	デュロテップ，フェンタニル，ワンデュロパッチ
		レミフェンタニル塩酸塩	静注	アルチバ
		塩酸ケタミン	静注	ケタラール
	配合剤	ドロペリドール・フェンタニルクエン酸塩	静注	タラモナール
		ペチジン塩酸塩・レバロルファン酒石酸塩	皮下/筋/静注	ペチロルファン

＊分類は主に「保健薬事典 平成25年4月版」に従った。
＊ケタミンは分類上麻薬ではないが，臨床使用上は麻薬扱いなのでこの表に入れた。

Table 6　わが国のICUで使われている主な鎮痛薬

分類	系列	化合物	投与経路	商品名
解熱消炎鎮痛薬	アニリン系	アセトアミノフェン 別名（国際一般名） パラセタモール	経口	アセトアミノフェン，カロナール，ナパ，ピレチノール，コカール　など
			経直腸	アセトアミノフェン，アルピニー，アンヒバ，カロナール，パラセタ，アフロギス坐薬など
			静注	アセリオ静注用1,000 mg
	サリチル酸系	アスピリン	経口	アスピリン
			経直腸	サリチゾン坐薬
		アスピリン・ダイアルミネート	経口	バファリン配合錠
		エテンザミド	経口	エテンザミド
	ピラゾロン系	スルピリン水和物	経口	スルピリン
			静注	スペロン，メチロン
		スルピリン	静注	スルピリン，メチロン，ポスピリン　など
	インドメタシン	インドメタシン	経口（カプセル）	インドメタシン
			経口（徐放）	インテバン
			経直腸	インドメタシン，インメシン，ミカメタン坐薬
	フェニル酢酸系	ジクロフェナクナトリウム	経口	ボルタレン　など
			経直腸	ボルタレン，アナバン，ベギータ　など
	その他	イブプロフェン	経口	ブルフェン，イブプロフェン，ランデールン
			経直腸	ユニプロン坐薬
		セレコキシブ	経口	セレコックス
		ロキソプロフェンナトリウム水和物	経口	ロキソニン，ロルフェナミン　など
		フルルビプロフェンアキセチル	静注	ロピオン

（つづく）

Table 6 （つづき）

分類	系列	化合物	投与経路	商品名
オピオイド拮抗性鎮痛薬	部分作用薬	ブプレノルフィン	貼付	ノルスパン
		ブプレノルフィン塩酸塩	静注	レペタン，ザルバン
			経直腸	レペタン坐薬
		トラマドール塩酸塩	経口	トラマール
			静注	トラマール
	作用薬-拮抗薬/拮抗性鎮痛薬	塩酸ペンタゾシン	経口	ソセゴン，ペンタジン，ペルタゾン
		ペンタゾシン	静注	ソセゴン，トスパリール，ペンタジン

＊分類は主に「保健薬事典 平成25年4月版」に従った。

Table 7 オピオイド鎮痛薬の薬理学的比較[72)〜75)]

		フェンタニル	モルヒネ	レミフェンタニル	ケタミン（静注）
等価鎮痛必要量 (mg)	静注	0.1	10	適用不可	
	経口	N/A	30	適用不可	
効果発現時間（iv）		1〜2分	5〜10分	1〜3分	30〜40秒
排泄相半減期		2〜4時間	3〜4時間	3〜10分	2〜3時間
Context-sensitive half-life		200分（6時間持続静注後）300分（12時間持続静注後）	適用不可	3〜4分	
代謝経路		CYP3A4/5によるN-脱アルキル化	グルクロン酸抱合	血漿中エステラーゼによる加水分解	N脱メチル化
活性代謝産物		なし	6-，3-グルクロン酸抱合物	なし	ノルケタミン
間欠的静注投与量		0.5〜1時間毎 0.35〜0.5 μg/kg	1〜2時間毎 0.2〜0.6 mg	適用不可	
持続静注投与量		0.7〜10 μg/kg/hr	2〜30 mg/hr	初期負荷量：1.5 μg/kg 維持投与量：0.5〜15 μg/kg/hr	初期投与量：0.1〜0.5 mg/kg その後：0.05〜0.4 mg/kg/hr
副作用など		・モルヒネより血圧降下作用が少ない ・肝不全で蓄積する	・肝/腎不全で蓄積する ・ヒスタミン遊離作用	・肝/腎不全で蓄積しない ・投与量計算で体重が理想体重の130%を超える時には理想体重を用いる ・適用は全身麻酔時の鎮痛のみ	・オピオイドに対する急性耐性の発生を抑制 ・幻覚やその他の心理的障害を引き起こす可能性

＊ケタミンは分類上麻薬ではないが，臨床使用上は麻薬扱いなのでこの表に入れた。

Table 8 非オピオイド鎮痛薬の薬理学的比較[46),52),71),74)]

	ガバペンチン（経口）	イブプロフェン（経口）	アセトアミノフェン（パラセタモール）	
			カロナール®など（経口）	アセリオ®静注 1,000 mg
効果発現時間	適用不可	25 分	30～60 分	15 分
排泄相半減期	5～7 時間	1.8～2.5 時間	2～4 時間	
代謝経路	未変化体で腎排泄	酸化	グルクロン酸抱合/スルフォン化	
活性代謝産物	なし	なし	なし	
投与量	開始投与量：100 mg×3 回/日 維持投与量：900～3,600 mg/日 分 3	400 mg 4 時間毎 最大 2.4 g/日	325～1,000 mg 4～6 時間毎 最大 4 g/日以下	
副作用など	・副作用：（一般的）鎮静, 混迷, めまい, 運動失調 ・腎不全患者では投与量の調整 ・薬物離脱に関連した突然の中止 ・痙攣		顕著な肝不全患者には禁忌	・1 日総量 1,500 mg を超す高用量で長期投与する場合には慎重投与

ガイドラインのポイント・注意点

　わが国の ICU ではオピオイド拮抗性鎮痛薬がよく使われている。おそらく，麻薬処方の煩雑さなどの理由で欧米とは異なるのかもしれない。ガイドライン作成にはシステマティックレビュー（systematic review）によるエビデンス評価が基本である。オピオイド拮抗性鎮痛薬の英文報告が少ないとシステマティックレビューに取り上げられない。このような理由からオピオイド拮抗性鎮痛薬がガイドラインで評価されていないのかもしれない。

　CQ7 と同じく今後各施設の PAD プロトコルにオピオイド拮抗性鎮痛薬使用を組み込んでいただきエビデンスが集積されることを期待する。その際にオピオイド拮抗性鎮痛薬の作用機序を理解する必要がある。オピオイドと併用すると効果が減弱したり増強したりするので注意しなければならない。

ガイドラインの応用例

CQ3 事例を参照。

（西　信一，吹田奈津子）

CQ9 鎮痛のために硬膜外ブロックや他の神経ブロックは有効か？

論点
- 腹部大動脈手術と肋骨骨折では胸部硬膜外ブロックが考慮される。
- 一般の外科系患者の術後鎮痛では，硬膜外ブロックに全身性の鎮痛を上回る利点があるか否かは明確ではない。
- 内科系 ICU 患者に対する局所的鎮痛に，全身性の鎮痛を上回る利点があることは証明されていない。
- 硬膜外ブロックを行う際には合併症には十分注意する。

A9 腹部大動脈手術と外傷性肋骨骨折に対しては胸部硬膜外ブロックを考慮する。

① 腹部大動脈手術を受けた患者での術後鎮痛のために，胸部硬膜外麻酔/鎮痛を考慮することを推奨する（＋1B）。
② 腹部大動脈手術を受けた患者での術後鎮痛のために，非経口オピオイドよりも腰部硬膜外麻酔を優先することの有用性は証明されていない（0，A）。
③ 胸腔内手術や血管外科系以外の腹部外科手術を受けた患者に対する鎮痛手段としての胸部硬膜外鎮痛の有用性は明確ではない（0，B）。
④ 外傷性肋骨骨折患者では，胸部硬膜外鎮痛を考慮することを提案する（＋2B）。
⑤ 内科系 ICU 患者では，全身性の鎮痛よりも神経ブロックや局所的鎮痛を優先することは推奨しない（0，No Evidence）。

解説 硬膜外鎮痛法はその効果において非常に有用な鎮痛手段と考えられる[55),56)]が，ひとたびトラブル/合併症を起こすと患者の機能的予後（神経学的合併症）を悪化させることはよく知られている[57)]。リスク/ベネフィットを十分に考慮した上での鎮痛法とすることを提案する。

硬膜外カテーテルが手術前に留置されれば，胸部硬膜外麻酔/鎮痛が腹部大動脈手術後患者で非経口オピオイド単独より優れた鎮痛効果を示すことが良質のエビデンスにより示唆されており，胸部硬膜外麻酔による合併症として術後心不全，

感染症，呼吸不全があるが，頻度は稀である[58),59)]。一方で，良質のエビデンスにより，これらの患者では腰部硬膜外麻酔に非経口オピオイドを上回る利益はないことも示されている[57),60)]。胸腔内手術や非脈管系腹部手術を受けた患者における胸部硬膜外鎮痛の使用については，研究デザイン上の欠点があるためにその優劣を判断することは困難である[33),34),61)～69)]。肋骨骨折患者では，硬膜外鎮痛によって，特に咳嗽や深呼吸時の痛みのコントロールが良好となり，肺炎の発生率が低下するが，低血圧の危険性は増加する[70),71)]。

ガイドラインのポイント・注意点

　硬膜外ブロックもオピオイド使用と同様にわが国と欧米で頻度，認知度に差があると考えられる。したがってガイドラインにおける評価も難しい。最近「ガイドライン後のエビデンスの追加」に示すようなレビューが出ているのでガイドラインの次の改訂には評価が変わるかもしれない。
　硬膜外ブロックはその手技と解剖学的特徴からトラブルを起こすと重度の神経学的合併症となることが多い。著者も多くの実例を見聞きしている。手技の熟達とともに併存疾患や病態を熟慮して行わなければならない。

ガイドライン後のエビデンスの追加

　全身麻酔下に外科手術を受けた患者を対象にオピオイドの全身投与と比較した硬膜外ブロックの利点と欠点を定量評価した。
　硬膜外ブロックは術後死亡率を減少させ，呼吸・循環・消化器合併症を改善した。副作用と手技の失敗は除外できなかったが患者個人的にはよい方法であると結論づけられた[❶]。

ガイドラインの応用例

　多発外傷（多発肋骨骨折，血気胸，腓骨骨折）　20歳代男性
　人工呼吸管理中はフェンタニルを全身投与していた。抜管を機にフェンタニルを終了し非ステロイド性消炎鎮痛薬（nonsteroidal anti-inflammatory drugs, NSAIDs）の定期内服で管理し始めたが，自力排痰困難や体を動かすことを嫌がるようになったため，ペンタゾシンの注射を追加すると傾眠傾向となった。離床も進めたかったため，硬膜外ブロック（肋間神経ブロック）で鎮痛を行ったところ，体を動かしてもNRS：0～1程度となり離床への意欲も出てきた。

（西　信一，吹田奈津子）

文献

❶ Pöpping DM, Elia N, Van Aken HK, et al. Impact of epidural analgesia on mortality and morbidity after surgery：systematic review and meta-analysis of randomized controlled trials. Ann Surg 2014；259：1056-67.

II
不穏と鎮静

鎮静の適応

鎮静には，①患者の快適性・安全性の確保（不安・不穏の防止），②酸素消費量・基礎代謝量の減少，③換気の改善と圧外傷の減少などの利点がある[76]一方で，近年では過度の鎮静が人工呼吸期間やICU入室期間を延長させ，ICU退室後の心的外傷後ストレス障害（posttraumatic stress disorder, PTSD）発生と関連することが指摘されるなど，患者の長期アウトカムに悪影響を及ぼすことが明らかとなり，鎮静薬使用を必要最小限にする鎮静管理が推奨されている[14),77)〜83)]。

2007年に他学会において，成人人工呼吸患者を対象とした鎮痛・鎮静ガイドライン[29)]が作成され，この分野に対する医師・看護師の関心が飛躍的に高まった。しかし，その後実施された日本集中治療医学会による「ICUにおける鎮痛・鎮静に関するアンケート調査[84)]」によれば，わが国では集中治療専門医研修施設においても，気管挿管下の患者に対して，鎮静スケールを用いた鎮静深度評価を行わなかった症例が10％存在し，持続鎮静の一時中止あるいは一時減量を毎日実施した症例は20数％程度と低値に留まっているのが現状である。

適正な鎮静管理には，騒音防止などの環境整備を実施するとともに，痛み対策を十分に行うことが重要である（鎮痛優先の鎮静：analgesia-first sedation）[14)]。また，適切な鎮静スケールを使用し，患者の鎮静状態を把握して不必要な深鎮静を防ぐとともに，医療チーム全体で鎮静深度の現状・目標を共通認識し，各施設の人員・設備を考慮した安全性の高い鎮静プロトコルを策定することが必要である[85)]。その前提として，不穏の原因となる不安，痛み，せん妄，低酸素血症，低血糖，低血圧などを鑑別し，治療することが重要である（Table 9）。

Table 9　不穏の原因（文献29より転載，一部改変）

1. 痛み
2. せん妄（ICUにおける不穏の原因として最も多い）
3. 強度の不安
4. 鎮静薬に対する耐性，離脱（禁断）症状
5. 低酸素血症，高炭酸ガス血症，アシドーシス
6. 頭蓋内損傷
7. 電解質異常，低血糖，尿毒症，感染
8. 気胸，気管チューブの位置異常
9. 精神疾患，薬物中毒，アルコールなどの離脱症状
10. 循環不全

鎮静薬の臨床薬理学

米国集中治療医学会の2002年版ガイドライン[72]では，短期間の鎮静にはミダゾラム，長期間の鎮静に対してはロラゼパム（わが国では静注薬は未発売），そして間欠的な覚醒を必要とする患者にはプロポフォールが推奨されていた。最近の調査によると，ミダゾラムとプロポフォールに加えて，デクスメデトミジンがICU患者の鎮静に用いられる一般的な薬剤となり[86)〜88)]，ロラゼパムの使用は減少し，バルビツール酸系薬，ジアゼパム，ケタミンの頻度はほとんどなくなっている[36),86),89)〜91)]。前述のわが国のアンケート調査[84)]の結果では，気管挿管・気管切開下の人工呼吸症例では，プロポフォールの使用頻度が高く，次いでミダゾラム，デクスメデトミジンの順となっている一方で，非侵襲的人工呼吸症例では，デクスメデトミジンが最も高頻度で使用されており，次いでプロポフォール，ミダゾラムの順であった。ICU患者に処方されている鎮静薬の臨床薬理学についてTable 10に要約を示す。

ミダゾラム

ミダゾラムはベンゾジアゼピン受容体に働き，ベンゾジアゼピン受容体とγアミノ酪酸（gamma-aminobutyric acid, GABA）$_A$受容体との相互作用によりGABAのGABA$_A$受容体への親和性が高まり，間接的にGABAの作用を増強することにより作用を発現する[99),100)]。鎮静，催眠，抗痙攣，抗不安，健忘の各作用を有するが，鎮痛作用はない[101)〜103)]ことには留意すべきである。ミダゾラムは親水性の高いベンゾジアゼピン系薬であるが，生理的pHでは脂溶性を示し，速やかに血液脳関門を通過する。そのため作用発現は早く鎮静には有用であるが，作用持続効果が短いことから，十分な鎮静を得るためには持続投与が必要となる[104),105)]。高齢者はミダゾラムによる鎮静作用に対して一般に感受性が有意に高い[106)]。

ミダゾラムは呼吸抑制や低血圧を誘発する可能性がある[107)〜109)]。特に麻薬性鎮痛薬との併用投与では，中枢神経抑制作用が増強されるため呼吸抑制を誘発する傾向が強くなる[110),111)]。ミダゾラムによって引き起こされる無呼吸は，慢性閉塞性肺疾患や呼吸予備力が低い患者で最も起こりやすく，注意が必要である[112)]。ミダゾラムは長期投与によって耐性が生じやすい[14),113),114)]。

ミダゾラムは肝臓でシトクロムP450（CYP）3A4，CYP3A5によって1-ヒドロキシミダゾラム，4-ヒドロキシミダゾラムに代謝されるほか，グルクロン酸抱合による代謝も受け尿中に排泄される[115)]が，1-ヒドロキシミダゾラムはミダゾラムの約半分の活性を持つ[116)]。ミダゾラムを48〜72時間以上持続投与すると，1-ヒドロキシミダゾラムの作用や，脂肪組織に蓄積した薬剤が血中に再動員され鎮静が遷延する場合があるので，使用はできるだけ短時間にすべきである[29)]。クリアランスは，肝機能障害やその他の肝疾患を有する患者，高齢患者，CYP酵素やグルクロン酸抱合を阻害する他の薬剤との併用で減少する[117)〜120)]。長期投与や腎機能障害患者では，活性代謝産物の蓄積や排泄障害により作用増強・延長

Table 10 鎮静薬

薬剤名	初回投与後の発現	活性化代謝産物	初回投与量	維持用量
ミダゾラム	2～5分	あり[a]	0.01～0.06 mg/kg を1分以上かけて静注し，必要に応じて，0.03mg/kg を少なくとも5分以上の間隔を空けて追加投与。初回および追加投与の総量は0.3 mg/kg まで。	0.02～0.18 mg/kg/hr [b]
プロポフォール	1～2分	なし	0.3 mg/kg/時[c] を5分間。	0.3～3 mg/kg/hr（全身状態を観察しながら適宜増減）
デクスメデトミジン	5～10分	なし	初期負荷投与により血圧上昇または低血圧，徐脈をきたすことがあるため，初期負荷投与を行わず維持量の範囲で開始することが望ましい。	0.2～0.7 μg/kg/hr [e]

a）特に腎不全患者では，活性代謝物により鎮静作用が延長する。
b）可能な限り少ない維持用量で浅い鎮静を行う。
c）プロポフォールの静脈内投与は，低血圧が発生する可能性が低い患者で行うことが望ましい。
d）注射部位の疼痛は，一般的にプロポフォールを末梢静脈投与した場合に生じる。
e）海外文献では，1.5 μg/kg/hr まで増量されている場合があるが，徐脈等の副作用に注意する。

が生じる可能性があるので，投与量を減じる必要がある[121)～123)]。

プロポフォール

プロポフォールは静脈内投与の鎮静薬で，$GABA_A$，グリシン，ニコチン，M_1ムスカリン受容体を含む多数の受容体に結合し，神経伝達を抑制する[124)～126)]。プロポフォールは鎮静，催眠，抗不安，健忘，制吐，抗痙攣作用を有するが，ミダゾラムと同様に鎮痛作用はない[127),128)]。また，健忘作用はミダゾラムよりも弱い[129)]。

プロポフォールは脂溶性が高いため，血液脳関門の通過が速やかで鎮静の発現が速く，末梢組織への再分布も迅速である。この再分布の速さに加えて，肝内・肝外クリアランスが高いため，短期間投与では作用消失も速やかである[14),130)]。覚醒が速やかであるため，神経学的評価のために覚醒が必要とされる患者に用いられ，1日1回の鎮静中断の実施に有用である[131)～133)]。一方，長期投与では末梢組織での飽和が生じ，覚醒が遅延する可能性がある[132)]。

また，プロポフォールは，用量依存的に呼吸抑制や低血圧を引き起こす[14),134)]。この作用は他の鎮痛・鎮静薬を併用する時に強く生じる。呼吸・循環状態が不安定な患者では，特に注意を要する。プロポフォールの副作用として，高トリグリセリド血症，急性膵炎，ミオクローヌスなどが報告されている[135)～138)]。

一覧

肝機能障害患者への対応	腎機能障害患者への対応	副作用
肝硬変患者ではクリアランスの低下による消失半減期延長のため50%減量[92]。	Ccr＜10 ml/min，または透析患者：活性代謝物の蓄積により鎮静作用が増強することがあるため常用量の50%に減量[93]。	呼吸抑制，低血圧
肝機能正常者と同じ[94],[95]。	腎機能正常者と同じ[96],[97]。	注射時疼痛[d]，低血圧，呼吸抑制，高トリグリセリド血症，膵炎，アレルギー反応，プロポフォールインフュージョン症候群，プロポフォールによる深い鎮静では，浅い鎮静の場合に比べて覚醒が著明に遅延する。
肝機能障害の程度が重度になるにしたがって消失半減期が延長するため，投与速度の減速を考慮。重度の肝機能障害患者に対しては，患者の全身状態を慎重に観察しながら投与速度を調節[98]。	鎮静作用の増強や副作用が生じやすくなるおそれがあるので，投与速度の減速を考慮し，患者の全身状態を観察しながら慎重に投与[98]。	徐脈，低血圧，初回投与量による高血圧，気道反射消失

　プロポフォールは，卵レシチンと大豆油を含んだ10%乳化剤に溶解しているため，卵や大豆アレルギーがある患者はアレルギー反応を起こす危険性がある[14]。また，微生物汚染を受けやすいため，プロポフォールと輸液セットは，注入開始後12時間以内に完了（廃棄）あるいは交換することが望ましい[139]。

　プロポフォール投与により，プロポフォールインフュージョン症候群（propofol infusion syndrome，PRIS）と呼ばれる，稀ではあるが重篤な状態に陥ることがある。心不全，不整脈，横紋筋融解，代謝性アシドーシス，高トリグリセリド血症，腎不全，高カリウム血症，カテコラミン抵抗性の低血圧を特徴とする致死的症候群で[140]〜[142]，頭部外傷などの重症患者にプロポフォールを長期（48時間以上），大量投与（4.2mg/kg/hr以上）したときに生じることが多いとされているが，ステロイドやカテコラミンの投与下では少量投与でもPRISを生じる危険性が報告されている[143]。また，PRISは18歳未満の患者で死亡率が高いと報告されている[140]。PRISを疑えば，直ちにプロポフォールを中止することが極めて重要である[14],[141]。

デクスメデトミジン

　デクスメデトミジンは，選択性の高いα$_2$アドレナリン受容体作動薬で，鎮静・鎮痛作用，オピオイド節減効果（デクスメデトミジン単独の鎮痛作用は強くないが，他の鎮痛薬を併用する場合は相互作用により鎮痛薬の必要量を低減できる），交感神経抑制作用を有するが，ミダゾラムやプロポフォールと異なり抗痙攣作用はない[144]〜[146]。デクスメデトミジンは，軽い刺激で容易に覚醒し，意思の疎通

が良好であり，呼吸抑制がほとんどないという，他の鎮静薬にはない利点を有し，せん妄発症もミダゾラムやプロポフォールより少ない可能性がある[147)〜150)]。一方，呼吸抑制が軽微という特徴は，逆に，呼吸困難感が著しい重篤な呼吸不全患者など，深鎮静を要する患者には不向きという欠点ともなり得る。

　デクスメデトミジンは，6μg/kg/hrで10分間の初期負荷投与を行った場合，適切な鎮静が得られる血中濃度まで速やかに到達させることができるが，血中濃度の急激な上昇は一過性の血圧上昇または低血圧，徐脈をきたすことが多い[151),152)]（Table 10）。そのため，一般に重症患者には初期負荷投与を行わず，維持量（0.2〜0.7μg/kg/hr）の範囲で投与を開始することが望ましい。特に循環血液量減少患者や伝導障害患者では，デクスメデトミジンの維持量においても，低血圧，徐脈をきたす可能性があるので注意深い観察が必要である。

　デクスメデトミジンは，CYPとグルクロン酸抱合により肝臓で速やかに代謝され，尿中に排泄される。したがって重度肝障害では代謝が障害され覚醒が遅延する可能性があり，投与量を減らす必要がある[14)]が，代謝産物の生物学的活性は認められていないため，腎障害による影響は臨床的には大きくない（Table 10）。

　デクスメデトミジンは，人工呼吸管理中から離脱後（抜管後）にかけて投与可能で，長期投与においても副作用の増加を認めず，耐性も生じにくい。呼吸抑制が少ないため抜管後も投与を継続することが可能である[153)〜155)]が，鎮静によって中咽頭筋の緊張低下を誘発する可能性があり，非挿管患者では気道閉塞を引き起こす危険性があるため，持続的呼吸モニタリングは必須である[153)]。

1. 鎮静深度と臨床的アウトカム

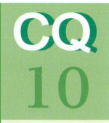

成人ICU患者は浅い鎮静深度で管理すべきか？

論点
- 浅い鎮静を行えば，患者は不穏になりやすく，自己抜管などのリスクが増加するのではないかという懸念が現場には根強くある。
- 浅い鎮静が深い鎮静に比べて，具体的にどのような利点があるのかよくわからない。
- どのような状況でも常に浅い鎮静を目指すべきか？

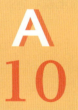

浅い鎮静を維持すると患者アウトカムが改善する。

① 浅い鎮静深度を維持することにより，人工呼吸期間やICU入室期間の短縮など，患者アウトカムが改善する（B）。
② 浅い鎮静深度を維持することにより患者のストレス反応を増加させるかもしれないが（C），心筋虚血の頻度が増加することはない（B）。禁忌でなければ深い鎮静深度よりも浅い鎮静深度で管理することを推奨する（+1B）。

解説 鎮静深度と臨床的アウトカムの直接的な関係を検討した13の研究のうち5つの研究において，深鎮静では人工呼吸期間やICU入室期間の延長が認められた[77)〜80), 156)]。また，深鎮静の合併症として，筋萎縮・筋力低下，肺炎，人工呼吸器依存，血栓・塞栓，神経圧迫，褥瘡，せん妄など多くのものがあることが知られている[157)〜159)]。最近の研究では，人工呼吸開始早期（最初の48時間）の深鎮静は，抜管の遅延，死亡率の増加をもたらすと報告されている[160), 161)]。一方，3つの研究では浅い鎮静深度でカテコラミンの増加，酸素消費量の増加が生じた[162), 163)]が，心筋虚血との間には明確な関係が認められなかった[162), 164)]。また，

不穏（agitation）：内的緊張状態に伴う無目的な過剰な動きとされ，具体的にはベッドから降りようとしたり，気管チューブやカテーテル類を引っぱる，医療スタッフに暴力をふるうなどの行動を繰り返す状態である。

デクスメデトミジンを主体とした早期の浅い鎮静は，不穏が少なく，身体抑制の頻度が減少する[83]。ICU での鎮静深度と ICU 退室後の心理的ストレスの関係はまだ不明である[80), 165)〜167)]。

ガイドラインのポイント・注意点

　浅い鎮静を上手に維持できれば人工呼吸期間や ICU 滞在日数を減じることができ，合併症を防ぐことが可能である。適正な浅鎮静を維持するには，騒音防止などの環境整備を実施するとともに，疼痛対策を十分に行うことが重要であり，不安，不穏が生じないように配慮すべきである。不穏が強ければ，浅鎮静を維持することが困難となり，自己抜管などの合併症が増加する。

ガイドライン後のエビデンスの追加

　ICU における不穏の原因としてせん妄が最も多いため，せん妄対策が重要である。Patel らは，騒音，照明に対する介入のバンドル（耳栓やアイマスクの使用や静かな音楽，背中のマッサージを含む）は，睡眠を改善し，夜間のケア活動による覚醒回数を減じ，せん妄発生頻度や期間を減少すると報告した[❶]。

ガイドラインの応用例

　浅い鎮静を維持するためには疼痛対策が重要であるが，痛みを上手にコントロールすることは容易ではない。人工呼吸患者の痛みは，大手術後や重度外傷のような強い痛みを有する場合，気管挿管・気管吸引などによる苦痛が主である場合，慢性痛を有する場合に分けられる。

　大手術後や重度外傷・熱傷の鎮痛には，フェンタニル 15〜100μg/hr のようなオピオイド持続静注が一般的である[❷]。一方，オピオイドには呼吸抑制，胃腸管運動抑制作用[❸,❹]があるので，注意が必要である。胸部硬膜外鎮痛は，腹部大動脈手術後や外傷性肋骨骨折に対する有用性が認められている[❺]。食道癌術後痛対策としての硬膜外鎮痛の有用性も報告されているが[❻]，まだ推奨されるレベルではない[❼]。硬膜外鎮痛を行うときは，禁忌（表 1）に十分注意して実施する。

　気管チューブによる苦痛は，痛みとは異なるかもしれないが，鎮痛薬投与を必要とする場合が多い（オピオイドは気管挿管中の咳反射を抑制する）。気管切開患者は気管挿管下の人工呼吸患者に比べて，軽い鎮静状態で管理が可能であり，気管挿管を行わない人工呼吸法である非侵襲的陽圧換気法（Non-invasive Positive Pressure Ventilation, NPPV）では，鎮静が不要な場合も少なくない[❽〜❿]。

　もし患者が ICU 入室前に慢性痛を有していれば，人工呼吸中は慢性痛に対する鎮痛薬投与を考慮する必要がある。長期人工呼吸では特に患者の訴えに配慮する必要が

表 1　硬膜外鎮痛の禁忌

1. 頭蓋内圧亢進
2. 脊髄損傷
3. 敗血症
4. 穿刺部位の皮膚感染
5. 出血凝固異常

ある。人工呼吸患者の神経障害性疼痛には，オピオイド静注に加えて，ガバペンチンまたはカルバマゼピン経腸投与が推奨されているが，わが国ではまだ一般的ではない[5]。アセトアミノフェン，非ステロイド性消炎鎮痛薬（nonsteroidal anti-inflammatory drugs, NSAIDs）は，オピオイド投与量を減じ，副作用を軽減する。

　上記方法により，鎮痛が良好であれば，人工呼吸中はプロポフォール（0.3〜3mg/kg/hr）やデクスメデトミジン（0.1〜0.7μg/kg/hr）少量持続静注により浅い鎮静が可能である。

（行岡秀和）

文 献

[1] Patel J, Baldwin J, Bunting P, et al. The effect of a multicomponent multidisciplinary bundle of interventions on sleep and delirium in medical and surgical intensive care patients. Anaesthesia 2014；69：540-9.

[2] 行岡秀和．ICU 鎮静の現状．臨床麻酔 2014；38（増）：411-21.

[3] Nguyen NQ, Chapman MJ, Fraser RJ, et al. The effects of sedation on gastric emptying and intragastric meal distribution in critical illness. Intensive Care Med 2008；34：454-60.

[4] Yukioka H, Tanaka M, Fujimori M. Recovery of bowel motility after high dose fentanyl or morphine anaesthesia for cardiac surgery. Anaesthesia 1990；45：353-6.

[5] Barr J, Fraser GL, Puntillo K, et al；American College of Critical Care Medicine. Clinical practice guidelines for the management of pain, agitation, and delirium in adult patients in the intensive care unit. Crit Care Med 2013；41：263-306.

[6] Terai T, Yukioka H, Fujimori M. Administration of epidural bupivacaine combined with epidural morphine after esophageal surgery. Surgery 1997；121：359-65.

[7] 日本集中治療医学会 J-PAD ガイドライン作成委員会．日本版・集中治療室における成人重症患者に対する痛み・不穏・せん妄管理のための臨床ガイドライン．日集中医誌 2014；21：539-79.

[8] Muriel A, Peñuelas O, Frutos-Vivar F, et al. Impact of sedation and analgesia during noninvasive positive pressure ventilation on outcome：a marginal structural model causal analysis. Intensive Care Med 2015；41：1586-600.

[9] Hilbert G, Navalesi P, Girault C. Is sedation safe and beneficial in patients receiving NIV? Yes. Intensive Care Med 2015；41：1688-91.

[10] Conti G, Hill NS, Nava S. Is sedation safe and beneficial in patients receiving NIV? No. Intensive Care Med 2015；41：1692-5.

2. 鎮静深度とモニタリング

CQ 11 人工呼吸管理中の成人患者の鎮静深度と鎮静の質の評価に最も有用な主観的鎮静スケールは何か？

論点
- 患者の鎮静深度や鎮静の質の評価を行うためには，信頼性と妥当性が検証された鎮静スケールを導入する必要がある。
- 患者の鎮静深度や鎮静の質の評価を行い，治療やケアにつなげるためには，医療チーム全体で鎮静レベルを適切に評価し，共通認識をもつことが重要である。
- 鎮静にかかる治療やケアについて，有効性の検証（研究）や他施設との比較を行うためにも，鎮静スケールの導入は必須である。

A 11 人工呼吸管理中の成人患者の鎮静管理に最も有用な主観的鎮静スケールはRASSである。

Richmond Agitation-Sedation Scale（RASS）と Sedation-Agitation Scale（SAS）が，成人患者の鎮静深度および鎮静の質を評価する上で，最も有用である（B）。

解説　鎮静深度および質を評価できる主観的鎮静スケールとして，Ramsay scale[168]，RASS（Table 11），SAS（Table 12）などがある[169)〜171]。このうち，RASSとSASは，計量心理学的スコア（評価者間信頼性，収束的・弁別的妥当性）が最も高く，検証における被験者数も十分である[169]。RASSおよびSASによる鎮静スコアと脳波やbispectral index（BIS）値の間には中等度〜高度の相関が認められる[172)〜174]。一方，Ramsay scaleは古くから知られているが，エビデンスの質が低く，検証は不十分である。

　重症患者の鎮静深度を最小限に維持することは有益であるが，「浅い鎮静」や「深い鎮静」の定義は明確ではない。2013 PAD guidelines[14]のPADケアバンドルには，浅い鎮静：RASS＝－1〜－2もしくはSAS＝3，深い鎮静：RASS＝－3〜－5もしくはSAS＝1〜2，覚醒して落ち着いている：RASS＝0，SAS＝4と記載されており，目標鎮静深度をRASS＝－2〜0，SAS＝3〜4としている。ま

た，過剰鎮静の場合，鎮静薬の投与を中断し，目標鎮静深度に達したら，中断前の 50% の用量で再開する方法もある[79]。

Table 11　Richmond Agitation-Sedation Scale（RASS）（文献 29 より引用）

スコア	用語	説明	
＋4	好戦的な	明らかに好戦的な，暴力的な，スタッフに対する差し迫った危険	
＋3	非常に興奮した	チューブ類またはカテーテル類を自己抜去；攻撃的な	
＋2	興奮した	頻繁な非意図的な運動，人工呼吸器ファイティング	
＋1	落ち着きのない	不安で絶えずそわそわしている，しかし動きは攻撃的でも活発でもない	
＋0	意識清明な 落ち着いている		
－1	傾眠状態	完全に清明ではないが，呼びかけに 10 秒以上の開眼およびアイ・コンタクトで応答する	呼びかけ刺激
－2	軽い鎮静状態	呼びかけに 10 秒未満のアイ・コンタクトで応答	呼びかけ刺激
－3	中等度鎮静状態	呼びかけに動きまたは開眼で応答するがアイ・コンタクトなし	呼びかけ刺激
－4	深い鎮静状態	呼びかけに無反応，しかし，身体刺激で動きまたは開眼	身体刺激
－5	昏睡	呼びかけにも身体刺激にも無反応	身体刺激

Table 12　Sedation-Agitation Scale（SAS）

スコア	状態	説明
7	危険なほど興奮	気管チューブやカテーテルを引っ張る。ベッド柵を越える。医療者に暴力的。ベッドの端から端まで転げ回る。
6	非常に興奮	頻回の注意にもかかわらず静まらない。身体抑制が必要。気管チューブを噛む。
5	興奮	不安または軽度興奮。起き上がろうとするが，注意すれば落ち着く。
4	平静で協力的	平静で覚醒しており，または容易に覚醒し，指示に従う。
3	鎮静状態	自然覚醒は困難。声がけや軽い揺さぶりで覚醒するが，放置すれば再び眠る。簡単な指示に従う。
2	過度に鎮静	意思疎通はなく，指示に従わない。自発的動きが認められることがある。目覚めていないが，移動してもよい。
1	覚醒不能	強い刺激にわずかに反応する，もしくは反応がない。意思疎通はなく，指示に従わない。

（Riker RR [171] から日本語訳についての許諾を得た布宮が日本語化。筆頭著者の承認済み）

ガイドラインのポイント・注意点

　CQ11では最も有用な鎮静スケールについて解説している。有用なスケールの条件のひとつに信頼性・妥当性の検証がある。信頼性とは，スケールを使用した際に，患者の状態が同じであれば，いつ測定しても，複数の医療者が測定しても，同じ結果になるなど，一貫性が保たれていることを示す指標である。妥当性とは，測定しようとする概念をどの程度反映しているかを示す指標である。臨床現場で使用されている鎮静スケールのうち，Ramsay scale，RASS，SASなどを検証した結果，RASSおよびSASの信頼性・妥当性が高く使用を推奨している。信頼性や妥当性が検証された鎮静スケールを臨床現場で使用する際は，用語を変更するなど独自の解釈を加えず，使用方法を遵守することが重要である。筋弛緩薬を投与されているなど鎮静スケールでの評価が困難な場合には，脳機能の客観的指標である脳波やBISなどの併用を考慮する。

　CQ10では浅い鎮静深度の管理が推奨されている。鎮静スケールを使用せずに「浅い鎮静」を目標と定めても，人によってその認識や感覚は異なる可能性があるため，管理は困難となる。医療チーム全体で鎮静スケールを使用して鎮静レベルを適切に評価し，共通認識をもつことが重要である。同じ部署に勤務する多職種が，共通の鎮静スケールを使用するだけでなく，施設全体で統一した鎮静スケールを使用することで継続した鎮静管理が可能となる。CQ11では，「浅い鎮静」と「深い鎮静」の定義として2013 PAD guidelinesのPADケアバンドルのRASSおよびSASのスコアが示されている。自施設における患者の目標鎮静深度がいずれに該当するのかを確認することができる。また，CQ11の文末には，過剰鎮静の場合の鎮静薬の減量方法の例が紹介されている。鎮静薬の調整方法については，各施設の特性に応じてプロトコルを作成することが望ましい。

ガイドライン後のエビデンスの追加

　2000年当初は人工呼吸中の鎮静の評価はRamsay scaleが一般的であったが，2007年に日本呼吸療法医学会において「人工呼吸中の鎮静のためのガイドライン」が作成され，鎮静スケールとしてRASSが推奨された結果，2009年の調査[1]（日本集中治療医学会専門医研修施設対象）ではRASS：46％，Ramsay scale：26％，SAS：10％で使用されていた。J-PADガイドライン作成後（2014年）にJ-PADガイドライン検討委員会（Ad Hoc）が実施したインターネット調査（日本集中治療医学会会員対象）では，RASS：94.6％，SAS：3.3％で使用されていた。RASSはせん妄モニタリングツールのCAM-ICU（CQ21参照）の評価にも活用できるため，新規導入施設での使用が増加していると考える。

　このように，鎮静スケールの導入・活用が進むと評価指標が明確になるため，鎮静にかかる治療やケアについて，自施設の質の評価（業務改善）や有効性の検証（研究）が可能になる。また，質の評価が標準化されればベンチマークとなり，他施設との比

表1 RASSの評価方法（文献❷より一部引用）

■STEP1：
　30秒間，患者を観察する。これ（視診のみ）によりスコア0〜＋4を判定する。
■STEP2：
　①大声で呼ぶか，開眼するようにいう。
　②10秒以上アイコンタクトができなければ繰り返す。以上2項目（呼びかけ刺激）によりスコア－1〜－3を判定する。
　③動きが見られなければ，肩を揺するか，胸骨を摩擦する。これ（身体刺激）によりスコア－4，－5を判定する。

較も可能になるなど利点も多いと考える。

ガイドラインの応用例

　当施設（大阪市立総合医療センター）では，人工呼吸管理中の成人患者の鎮静深度と鎮静の質の評価にRASSを使用している。患者の鎮静深度を評価することは人工呼吸管理中の患者管理の第一歩となるため，クリティカルケアに従事するスタッフには入職時にOJT（On-the-Job Training）で教育が実施されている。前述の通り，信頼性や妥当性が検証された鎮静スケールを臨床現場で使用する際は，使用方法を遵守することが重要である。ガイドラインにはRASSの評価項目の表が記載されているが，表1に示す通りRASSには評価方法が定められている。臨床現場では，STEP1の30秒間の視診の際に，同時に患者に話しかけたり，身体に触れるなど身体刺激を加えている場合があるため注意が必要である。また，STEP2の肩を揺するか，胸骨を摩擦する身体刺激の方法は，人によって強弱の差があるため，一定刺激に対する反応を経時的に確認できるよう，極端な違いがないようOJTで確認していく必要がある。

　鎮静深度の評価は重症患者では2時間ごとに実施し，鎮静薬の投与量の変更や中止時には適宜行い，電子カルテに記録している。目標鎮静深度は患者の特性によって異なるため，医師・看護師など多職種が参加するウォーキングカンファレンスの際に，治療方針として共有し，その日のケア計画に反映させている。

〈植村　桜〉

文 献

[1] 日本集中治療医学会規格・安全対策委員会，日本集中治療医学会看護部会．ICUにおける鎮痛・鎮静に関するアンケート調査．日集中医誌 2012；19：99-106．
[2] 妙中信之，行岡秀和，足羽孝子，他．人工呼吸中の鎮静のためのガイドライン．人工呼吸 2007；24：146-67．

CQ 12 人工呼吸管理中は,「毎日鎮静を中断する」あるいは「浅い鎮静深度を目標とする」プロトコルを使用すべきか?

論点
- 浅い鎮静がよいのは理解したが,具体的にどのような方法があるのか?
- 鎮静過剰を防ぐことは重要であるが,「毎日鎮静を中断する」ことにリスクはないか?
- 「毎日鎮静を中断する」と「浅い鎮静深度を目標とする」のどちらを選択すべきか?

A 12 人工呼吸管理中は,「毎日の鎮静中断」あるいは「浅い鎮静を目標」を推奨する。

人工呼吸管理中は,「毎日鎮静を中断する」あるいは「浅い鎮静深度を目標とする」プロトコルのいずれかをルーチンに用いることを推奨する(+1B)。

解説 より深い鎮静を行うとともに毎日一時的に鎮静を中断して患者を覚醒させる「毎日の鎮静中断」も,RASS −2〜0 もしくは SAS 3〜4 を目標とする「浅い鎮静」も,ともに人工呼吸期間や ICU 入室日数を短縮させる。非盲検無作為比較試験(randomized controlled trial, RCT)5 件の結果より,「毎日の鎮静中断」の実施により人工呼吸期間や ICU 入室日数が短縮することが示唆されている[14),77),79),82)]。また,11 件の非盲検試験により,「浅い鎮静深度維持」プロトコルで人工呼吸期間が短縮することが示唆されている[78),175)]。「毎日の鎮静中断」も「浅い鎮静深度維持」も,人工呼吸器関連肺炎(ventilator-associated pneumonia, VAP)やせん妄の発生率,快適さ,費用についてはデータが不十分で,比較できない[14)]。したがって現時点では,「毎日の鎮静中断」と患者がいつ

せん妄(delirium):急性発症の認知機能(注意力,思考力,見当識,記憶,言語,認識,判断,実行機能などの高次脳機能)障害であり,軽度から中等度の動揺する意識混濁の上に,場合によっては不穏が生じ,幻覚,妄想などが出現する。

も覚醒しており協力的で穏やかである「浅い鎮静維持」のどちらがより好ましいかは明らかではない。ただし，「毎日の鎮静中断」はアルコール離脱や不穏患者では危険かもしれない。

ガイドラインのポイント・注意点

　鎮痛・鎮静の意義は明らかになりつつあるが，適正な鎮静レベルについては，まだ「答え」が出ていない。1970年代前半は深い鎮静が好まれ，1980年代〜1990年代初期は浅い鎮静がよいとされた。最近は，至適鎮静レベルは，病態や個人間で異なると考えられており，患者によって「深い鎮静を必要とする」場合，あるいは「覚醒させたほうがよい」場合があるとされる。さらに，浅い鎮静は人工呼吸期間やICU滞在日数を短縮させ，患者の予後を改善するので魅力的な鎮静状態であるが，どのような方法で，鎮静過剰を防ぐのかが課題であった。「毎日の鎮静中断」[1]は，この課題を克服した画期的な方法である。「毎日の鎮静中断」は，冠疾患危険因子を有する人工呼吸患者に対し，血圧，心拍数，血漿カテコラミン濃度を上昇したが，心筋虚血の発生頻度は増加しない比較的安全な方法である[2]。RASS−2〜0，SAS 3〜4の「浅い鎮静」が容易に到達可能であれば，「毎日の鎮静中断」は不要と思われるが，現在のところ両者に優劣はつけられない。

ガイドライン後のエビデンスの追加

　「毎日の鎮静中断」と「浅い鎮静を目標」のどちらがよいかは前述のように不明であるが，両者を併用し，かつ鎮静薬を減量できれば利点が増すかもしれない。残念ながら両者を併用したMehtaらの研究では，鎮痛・鎮静薬の投与量が逆に増えており，予後は改善しなかった[3]。「浅い鎮静を目標」と「浅い鎮静を目標」＋「毎日の鎮静中断」を比較すると，たいていの医師・看護師は両方法を好ましいと感じており，「毎日の鎮静中断」は神経学的評価を容易にすると考えた。看護師は「毎日の鎮静中断」に対して，鎮静が浅い・不穏，呼吸障害，痛み・不快感，循環不安定などに，より不安を感じていた[4]。看護師は医師に比べて「毎日の鎮静中断」の使用を好まない傾向がある。

ガイドラインの応用例

　「毎日の鎮静中断」は気管挿管下の人工呼吸症例の11％，「持続鎮静は中止しないが毎日一時的に鎮静薬を減量して，患者を評価」は12％と，実施症例は「浅い鎮静を目標」に比べてかなり低いと考えられる[5]。気管切開患者では，「毎日の鎮静中断」は18％と気管挿管患者に比べて高値であったが，施行が容易なためと思われる。「毎日の鎮静中断」の利点は，よりよい神経学的評価であると報告されている[4]。
　現在のところは，浅い鎮静深度を目標とするプロトコルにより，比較的容易に「浅

い鎮静」を維持できる症例は,「毎日の鎮静中断」は必要ない場合が多いと考えられる。一方,長期間の鎮静が必要で,鎮静過剰が懸念される症例では「毎日の鎮静中断」は価値があるかもしれない。

(行岡秀和)

文 献

1. Kress JP, Pohlman AS, O'Connor MF, et al. Daily interruption of sedative infusions in critically ill patients undergoing mechanical ventilation. N Engl J Med 2000;342:1471-7.
2. Kress JP, Vinayak AG, Levitt J, et al. Daily sedative interruption in mechanically ventilated patients at risk for coronary artery disease. Crit Care Med 2007;35:365-71.
3. Mehta S, Burry L, Cook D, et al. Daily sedation interruption in mechanically ventilated critically ill patients cared for with a sedation protocol:a randomized controlled trial. JAMA 2012;308:1985-92.
4. Rose L, Fitzgerald E, Cook D, et al. Clinician perspectives on protocols designed to minimize sedation. J Crit Care 2015;30:348-52.
5. 日本集中治療医学会規格・安全対策委員会,日本集中治療医学会看護部会.ICUにおける鎮痛・鎮静に関するアンケート調査.日集中医誌 2012;19:99-106.

3. 不穏

CQ 13　重症患者の不穏の原因は何か？

論点
- 不穏の原因には多くのものがあるが，重篤な病態が含まれていることに留意する。
- ICUにおける不穏の原因としては，せん妄（過活動型せん妄）が最も多い。
- 不穏の原因に応じて対処することが大切である。

A 13　不穏の原因は多彩で重篤なものが多いので，迅速な不穏の原因の究明と対応が重要である。

不穏の原因には痛み，せん妄，低酸素血症，低血糖，低血圧，アルコールおよびその他の薬物の離脱症状など（Table 9）多くのものがあり，原因に応じて迅速に対応することを推奨する（＋1B）。

解説　不穏（agitation）は，内的緊張状態に伴う無目的な過剰な動きとされ，具体的にはベッドから降りようとしたり，気管チューブやカテーテル類を引っぱる，医療スタッフに暴力をふるうなどの行動を繰り返す状態である。ICUにおける不穏の原因としてはせん妄が最も多い[29]が，過活動型せん妄の状態である。不穏は重症患者にはしばしば生じ，アウトカムに影響する。

せん妄には，過活動型せん妄（hyperactive delirium）と低活動型せん妄（hypoactive delirium）がある。

ガイドラインのポイント・注意点

　人工呼吸管理中の成人患者の鎮静の評価に有用な主観的鎮静スケールは，以前はRamsay Scale[1]であったが，現在は，不穏をより詳細に評価することができるSAS[2]やRASS[3]が推奨されている（CQ11参照）。RASSは不穏を4段階で評価することが可能であり，最もよく用いられている。これらの鎮静スケールを用いることにより，不穏管理は著明に進歩したが，まだ，安静時の評価が主である。気管吸引などの刺激をしたときに鎮静のレベルがどのように変化するか評価するスケールが必要と考えられている[4]。

　不穏の原因として痛みやせん妄が多いので，これらの評価が重要である（表1）。痛みについて自己申告が可能な患者は，Numeric Rating Scale（NRS）が有用である。NRSは無痛を0，最大の痛みを10として，患者が痛みを0〜10の数値で表現する。NRSが3以下になるように鎮痛薬を投与する。痛みを自己申告できない患者には，BPS[5]とCPOT[6]が有用であるとされている（BPS≦5，CPOT≦2で管理する）[7]（CQ3-1参照）。

　せん妄の評価については，CAM-ICU[5]とICDSC[8]が最も妥当かつ信頼できる。CAM-ICUによるせん妄の評価はRASSが−3〜+4であれば可能である。

　不穏の原因には重篤なものが多いので，迅速かつ徹底した究明を必要とする。

ガイドライン後のエビデンスの追加

　「浅い鎮静」や「毎日の鎮静中断」は不穏を生じるという懸念がある。特に，気管吸引，体位変換，ガーゼ交換，理学療法などの施行中，突然不穏を生じる危険性があり，十分な注意が必要である。先ほども述べたように，鎮静スケールの開発により不穏管理は著明に進歩したが，まだ処置時や刺激時に鎮静レベルがどのように変化するか予測する指標はない[4]。突然の不穏対策としては，処置前に鎮痛・鎮静薬を増量しておく，あるいは不穏発生時に緊急に鎮痛・鎮静薬を投与するプロトコルを作成する，などが考えられるが，ともに深鎮静を生じる可能性がある。

表1　不穏の原因（Table 9再掲）

1. 痛み
2. せん妄（ICUにおける不穏の原因として最も多い）
3. 強度の不安
4. 鎮静薬に対する耐性，離脱（禁断）症状
5. 低酸素血症，高炭酸ガス血症，アシドーシス
6. 頭蓋内損傷
7. 電解質異常，低血糖，尿毒症，感染
8. 気胸，気管チューブの位置異常
9. 精神疾患，薬物中毒，アルコールなどの離脱症状
10. 循環不全

過活動型せん妄による不穏には，ハロペリドールや非定型抗精神病薬（クエチアピン，リスペリドン，オランザピン）が用いられるが，デクスメデトミジンも不穏・せん妄に対して有効ではないかという報告がある[9～12]。非挿管患者でハロペリドールが効果不良であった過活動型せん妄に対し，デクスメデトミジンが有効であったと報告された[13]。

ガイドラインの応用例

　不穏の原因は多彩であるが（表1），重篤なものが多いので，可能性がある場合は迅速にチェックする。低酸素血症，高炭酸ガス血症，アシドーシス，頭蓋内損傷，電解質異常，低血糖，尿毒症，感染，気胸，気管チューブの位置異常，ショックなどを疑えば，血液検査，画像診断を行う。痛み・せん妄に対しては，ガイドラインが推奨する痛み・せん妄評価を行う。

（行岡秀和）

文献

[1] Ramsay MA, Savege TM, Simpson BR, et al. Controlled sedation with alphaxalone-alphadolone. BMJ 1974；2：656-9.

[2] Riker RR, Picard JT, Fraser GL. Prospective evaluation of the sedation-agitation scale for adult critically ill patients. Crit Care Med 1999；27：1325-9.

[3] Sessler CN, Gosnell MS, Grap MJ, et al. The richmond agitation-sedation scale：validity and reliability in adult intensive care unit patients. Am J Respir Crit Care Med 2002；166：1338-44.

[4] Yukioka H. More accurate Sedation-Agitation Scale grading. Crit Care Med 2001；29：698.

[5] 妙中信之，行岡秀和，足羽孝子，他．人工呼吸中の鎮静のためのガイドライン．人工呼吸 2007；24：146-67.

[6] Gélinas C, Fillion L, Puntillo KA, et al. Validation of the critical-care pain observation tool in adult patients. Am J Crit Care 2006；15：420-7.

[7] Barr J, Fraser GL, Puntillo K, et al. American College of Critical Care Medicine. clinical practice guidelines for the management of pain, agitation, and delirium in adult patients in the intensive care unit. Crit Care Med 2013；41：263-306.

[8] Bergeron N, Dubois MJ, Dumont M, et al. Intensive care delirium screening checklist：evaluation of a new screening tool. Intensive Care Med 2001；27：859-64.

[9] Jakob SM, Ruokonen E, Grounds RM, et al. Dexmedetomidine vs midazolam or propofol for sedation during prolonged mechanical ventilation：two randomized controlled trials. JAMA 2012；307：1151-60.

[10] Mu JL, Lee A, Joynt GM. Pharmacologic agents for the prevention and treatment of delirium in patients undergoing cardiac surgery：systematic review and meta-analysis. Crit Care Med 2015；43：194-204.

[11] Zaal IJ, Devlin JW, Peelen LM, et al. A systematic review of risk factors for delirium in the ICU. Crit Care Med 2015；43：40-7.

[12] Ji F, Li Z, Nguyen H, et al. Perioperative dexmedetomidine improves outcomes of cardiac surgery.

Circulation 2013 ; 127 : 1576-84.
13) Carrasco G, Baeza N, Cabré L., et al. Dexmedetomidine for the treatment of hyperactive delirium refractory to haloperidol in nonintubated ICU patients : a nonrandomized controlled trial. Crit Care Med 2016 Feb29. [Epub ahead of print]

4. 鎮痛優先の鎮静

CQ 14 人工呼吸管理中の成人患者では，「鎮痛を優先に行う鎮静法」と「催眠重視の鎮静法」のどちらを用いるべきか？

論点
- 痛みがなくても鎮静薬を用いないと患者は苦痛を感じるのではないか？
- 鎮痛優先の鎮静法では，正確な痛みの評価が重要であるが，そもそも鎮静中の患者の痛みを評価できるのか？
- 具体的にどのような痛みの評価法を用いるのか？
- 痛みがなければ，あえて鎮静薬を使う必要があるか？
- 鎮痛薬の副作用は？

A 14 むやみに鎮静薬に頼らず，まずは十分な鎮痛から始める。鎮痛が十分であれば鎮静は不要になることもある。

人工呼吸管理中の成人患者では，鎮痛を優先に行う鎮静法（analgesia-first sedation）を行うことを提案する（＋2B）。

解説 不穏の原因として痛みが高頻度に認められる。無鎮静でモルヒネによる鎮痛を行うと，事故抜管やVAPの頻度が増加することなく人工呼吸期間ならびにICU入室期間が短縮する[176]。不穏を伴うせん妄はより高頻度で生じると報告されたが，データは不十分である[176]。また，鎮痛目的には短時間作用性オピオイドの使用が，神経学的評価を頻回に行えるという利点があるが，オピオイドの種類による有用性の差は不明である[177),178]。鎮痛優先の鎮静法では，オピオイドの副作用（呼吸抑制，胃腸管運動抑制など）を考慮する必要がある[179]。モルヒネは胃腸管運動を抑制し，胃内容逆流の危険性を高める[179]。フェンタニルのデータは少ないが，用量依存性に腸管運動を抑制するという報告がある[180]。一方，硬膜外局所麻酔薬投与は腸管運動抑制が少ない[181]。また，鎮痛優先の鎮静法では，看護師：患者＝1：1のような十分なICU管理体制が必要かもしれない[176]。

ガイドラインのポイント・注意点

　浅い鎮静は患者のアウトカムを改善するが，痛みがあれば不穏を生じる危険性がある。大手術後や重度外傷・熱傷では強い痛みを有するので，適切な鎮痛法と痛みの評価が必須である。適切に痛みを評価するためには，できるだけ浅い鎮静状態を保つ必要があるが，一方，浅い鎮静で痛みがあれば，強い不穏が生じる（この患者管理が重要かつ難しい）。特に，気管吸引，ガーゼ交換などの処置時の痛みは，突然の不穏を引き起こすので注意が必要である。前もって，鎮痛薬を1回静注する方法もあるが，呼吸・循環状態の変化に気を付ける。患者によっては，痛みがなくても鎮静が浅ければ不安を感じる。看護師等の医療者によるサポートが重要である。

ガイドライン後のエビデンスの追加

　Burryらは，成人人工呼吸患者に対して「鎮痛優先の軽い鎮静法」を実施しても，ICU退室後，「ICU入室中の想起の欠如」や「痛み・恐怖の記憶や妄想的記憶」は高頻度で持続すると述べた（本研究は，過去の研究と異なる多くの結果を示している。興味深い研究であるが，結果の解釈には注意が必要である）[1]。

　Gélinasらは，痛みの評価法における最近の進歩について述べた[2]。痛みの評価は，「患者の自己申告」，「痛み行動」，「バイタルサインの変化」に分けられるが，自己申告は信頼性が高く，そのなかでNumeric Rating Scale-Visual（NRS-V）が最もよいと報告された[2]。自己申告できない患者には，痛み行動スケール（BPSとCPOT）が推奨されるが，頭部外傷で意識障害のある患者では，その妥当性が疑問視された[2]。また，バイタルサインの変化はよい評価法ではないが，瞳孔拡張反応は，特異的ではないが痛みの指標となると述べられた。

　ICUでは，日常的に診断的・治療的処置を受けるが，処置時の痛みの頻度，強さ，危険因子についてはよくわかっていない。Puntilloらは，自己申告される処置痛の強さ，種々の処置による痛みの差，処置痛の強さの危険因子を検討した[3]。データは，28ヵ国の192 ICUで4812の処置を受けた3851人の患者（37.4％は人工呼吸中，RASS：−1〜0，せん妄患者は除外）から得られた。NRSはすべての処置中有意に上昇したが，チェストチューブ・創部ドレーン抜去，動脈ライン挿入が最も痛みが強かった。一方，mobilizationは痛みが最も少なかった。より大きな処置痛に独立的に関係する危険因子は，特殊な処置，処置前の痛みや苦痛の強さ等であった。彼らは，特殊な処置痛や処置痛の危険因子を理解することは，臨床医が処置痛を緩和する方法を選択する助けになると考えた[3]。

ガイドラインの応用例

　「鎮痛を優先に行う鎮静法」を成功させるには，まず，鎮痛薬を十分に投与し（フェ

ンタニルの単回投与または持続静脈内投与が主），鎮静薬を投与しなくても患者に苦痛がない状態をつくることが重要である。この状態になれば鎮痛薬の投与量を漸減し，必要であれば少量の鎮静薬（プロポフォール，デクスメデトミジン持続静注）を併用すればよい。痛みの評価は，自己申告できれば NRS（≦3 で管理，＞3 になれば鎮痛薬を増量する），できなければ BPS（≦5 で管理），CPOT（≦2 で管理）を数時間ごとに行う。鎮静の評価は RASS（−2〜0 で管理，＜−2 になれば鎮静薬を減量する），せん妄の評価は CAM-ICU で行う。

　過活動型せん妄は，「鎮痛を優先に行う鎮静法」の施行を困難にする。自己抜管などのアクシデントを防ぐために深鎮静を行うと痛みの評価ができない（そもそも過活動型せん妄で痛みを評価するのはかなり難しい）。

〈行岡秀和〉

文 献

1. Burry L, Cook D, Herridge M, et al. Recall of ICU stay in patients managed with a sedation protocol or a sedation protocol with daily interruption. Crit Care Med 2015；43：2180-90.
2. Gélinas C, Chanques G, Puntillo K. In pursuit of pain：recent advances and future directions in pain assessment in the ICU. Intensive Care Med 2014；40：1009-14.
3. Puntillo KA, Max A, Timsit JF, et al. Determinants of procedural pain intensity in the intensive care unit. The Europain® Study. Am J Respir Crit Care Med 2014；189：39-47.

5. 鎮静薬の選択

CQ 15 人工呼吸管理中の成人患者の鎮静には，ベンゾジアゼピン系鎮静薬よりも非ベンゾジアゼピン系鎮静薬を使用すべきか？

論点
- 人工呼吸管理中の成人患者の鎮静薬は，主にベンゾジアゼピン系であるミダゾラムと，非ベンゾジアゼピン系であるプロポフォール，デクスメデトミジンに大別される。
- 適切な鎮静を行うにはミダゾラム，プロポフォール，デクスメデトミジンの利点，欠点を把握する必要がある。

［ミダゾラム］
利点：鎮静，催眠，抗痙攣，抗不安，健忘の各作用がある。
　　　効果発現が早く，循環動態に影響が比較的少ない。
欠点：長期投与後の覚醒遅延，せん妄，退薬症状や薬剤耐性を生じやすい。
　　　肝機能・腎機能障害時に投与量の調節が必要である。

A 15 人工呼吸管理中の成人患者の鎮静には，非ベンゾジアゼピン系鎮静薬を優先的に使用し，ベンゾジアゼピン系の使用をなるべく避ける（あるいは量を減じる）。

人工呼吸管理中の成人患者に鎮静薬を投与する場合には，ベンゾジアゼピン系鎮静薬よりも非ベンゾジアゼピン系鎮静薬を優先的に使用することを提案する（+2C）。

解説　人工呼吸管理中の成人患者の鎮静にベンゾジアゼピン系薬を使用すると，非ベンゾジアゼピン系薬使用時と比べて人工呼吸期間[14),149),150)]やICU入室期間[14),129),182)]が有意に延長する。プロポフォールとミダゾラムの比較試験のメタ解析では，人工呼吸期間がプロポフォールでわずかに短かったが，ICU入室期間，せん妄発生頻度，死亡率に差はなかった[183)]。ミダゾラムとデクスメデトミジンの比較では，4つの研究のうち3件については人工呼吸期間に差はなかっ

た[14), 184)]。しかし4件のうち最大規模の研究（二重盲検無作為化多国・多施設研究）[150)]においては，高用量のデクスメデトミジン（0.2〜1.4μg/kg/hr）は有意に人工呼吸期間を短縮することが示された。また，せん妄発生はミダゾラムが有意に多かった[150)]。以上のように，人工呼吸管理中の成人患者に鎮静薬を投与する場合には，プロポフォールやデクスメデトミジンのような非ベンゾジアゼピン系鎮静薬が，ミダゾラムのようなベンゾジアゼピン系鎮静薬より患者アウトカムを改善させる可能性があることから，ベンゾジアゼピン系を第一選択とすることは避け，投与する場合も可能な限り投与量を減らす必要があると考えられる。

ガイドラインのポイント・注意点

　わが国における人工呼吸管理中の成人患者の鎮静薬は主にミダゾラム（ベンゾジアゼピン系鎮静薬），プロポフォール，デクスメデトミジン（非ベンゾジアゼピン系鎮静薬）の3種類がある。いくつかの研究で，人工呼吸管理中の成人患者にベンゾジアゼピン系鎮静薬を使用すると非ベンゾジアゼピン系鎮静薬の使用時に比べ人工呼吸期間やICU入室期間が有意に延長することが示された。一方，プロポフォールとミダゾラムの比較試験のメタ解析では，人工呼吸期間がプロポフォールでわずかに短かったが，ICU入室期間，せん妄発症頻度，死亡率に差はなかった。ミダゾラムとデクスメデトミジンの比較では，4つの研究のうち3件については人工呼吸期間に差はなかった。しかしこれら4件のなかで最大規模の研究においては，高用量のデクスメデトミジン（0.2〜1.4μg/kg/hr）で3.7日，ミダゾラムで5.6日と高用量のデクスメデトミジンはミダゾラムより人工呼吸期間を有意に短縮することが示された。またこの研究では，RASSが−2〜＋1の軽い鎮静が得られるように投与量が調節されたが，せん妄発生はミダゾラムのほうが有意に多かった。ただしこの研究で使用されたデクスメデトミジンの投与量は最大1.5μg/kg/hrまで可能とし，わが国での許容範囲（0.2〜0.7μg/kg/hr）を大きく超えている点に注目すべきである。
　以上のように，人工呼吸中の成人患者に鎮静薬を投与する場合には，非ベンゾジアゼピン系鎮静薬が，ベンゾジアゼピン系鎮静薬より患者アウトカムを改善させる可能性がある。したがって，人工呼吸中の成人患者に鎮静薬を投与する場合は，ベンゾジアゼピン系を第一選択とすることは避けるべきであり，投与する場合であっても浅い鎮静を目指し可能な限り投与量を減らす（PADガイドラインではミダゾラムの維持量0.02〜0.1mg/kg/hr）必要があると考えられる。

ガイドライン後のエビデンスの追加

　ベンゾジアセピンがICUでのせん妄と関連しているかどうかは議論の分かれるところである。2015年に発表されたZaalらによる研究では，ICUにおけるベンゾジアセピン系鎮静薬の持続静注はせん妄発生と有意に関連があると報告されている❶。

ガイドラインの応用例

　ミダゾラムは現在，鎮静薬の第一選択として使用することは避ける。しかし不要になったわけではなく，不穏の管理，強い不安，痙攣，アルコール・ベンゾジアゼピン離脱の治療ならびに深鎮静，健忘，他の鎮静薬の減量が必要なときにはベンゾジアゼピン系薬が重要となる。また，ミダゾラムはプロポフォールやデクスメデトミジンに比べて血圧低下が少ないので，循環動態の不安定な患者に使用される場合がある。そのためミダゾラムの作用機序，特徴，副作用等について理解しておくことは重要である。以下にミダゾラムの特徴について説明する。

ミダゾラム
[作用機序]
　ミダゾラムはベンゾジアゼピン系の薬剤であり，中枢神経系における抑制系神経伝達物質であるγアミノ酪酸（GABA）受容体を刺激することにより鎮静作用を発現する[2]。

[用法用量]
1) 初回投与量
　0.01〜0.06mg/kg を 1 分以上かけて静注し，必要に応じて，0.03mg/kg を少なくとも 5 分以上の間隔を空けて追加投与する。なお，初回および追加投与の総量は 0.3mg/kg までである。
2) 維持用量
　0.02〜0.18mg/kg/hr であるが可能な限り少ない維持用量で浅い鎮静を行う。

[特徴]
1) 鎮静，催眠，抗痙攣，抗不安，健忘の各作用はあるが，鎮痛作用はない。
2) 速やかに血液脳関門を通過するため作用発現は早く鎮静には有用である。しかし作用持続効果が短いことから，十分な鎮静を得るためには持続投与が必要となる。
3) 長期投与によって耐性が生じやすい。
4) 肝臓でチトクローム P450（CYP）3A4，CYP3A5 によって 1-ヒドロキシミダゾラム，4-ヒドロキシミダゾラムに代謝されるほか，グルクロン酸抱合による代謝も受け尿中に排泄される[3]。
5) 代謝産物である 1-ヒドロキシミダゾラムはミダゾラムの約半分の活性をもつ[4]。
6) 48〜72 時間以上持続投与すると，1-ヒドロキシミダゾラムの作用や，脂肪組織に蓄積した薬剤により鎮静が遷延する場合があるので，使用はできるだけ短時間にする必要がある[5]。
7) CYP3A4 を阻害薬剤（カルシウム拮抗薬，アゾール系抗真菌薬，プロポフォール等），誘導する薬剤（カルバマゼピン，リファンピシン，エンザルタミド等）で相互作用が認められているため併用時に注意が必要である。
8) 拮抗薬としてフルマゼニルがあるが，作用時間が短いためあまり使用しない。

［肝機能障害・腎機能障害］
　肝障害患者や腎障害患者の場合は，ミダゾラムの代謝の減少や排泄の遅延により，作用増強・延長が生じる可能性があるため投与量や投与中止後の作用持続に注意が必要である。
　ミダゾラムは，通常使用量で肝・腎に対する毒性を認めない。しかし，重症肝・腎機能障害を有する患者の鎮静で作用時間の延長が好ましくない場合には，より蓄積性の少ないプロポフォールやデクスメデトミジンの使用が望ましい。

1) 肝機能障害の投与量
　肝硬変患者ではクリアランスの低下による消失半減期延長のため50％減量する。

2) 腎機能障害
　クレアチニン・クリアランス（Ccr）（mL/min）＜10または透析患者では，活性代謝物の蓄積により鎮静作用が増強することがあるため常用量の50％に減量する。

［代表的な副作用］
1) 呼吸抑制
　ミダゾラムは強い呼吸抑制作用を有し，1回換気量と呼吸数が減少し，分時換気量が低下する。このことは強い呼吸困難感を訴える重症呼吸不全患者の人工呼吸管理中には利点にもなり得るが，一般病棟などでの使用の際には，舌根沈下と気道反射の抑制による窒息や誤嚥の危険性があるため，特に持続投与時には気管挿管などの確実な気道確保が必要となる。

2) 低血圧
　交感神経抑制作用，心収縮抑制作用，血管拡張作用など循環抑制により低血圧を生じるが，プロポフォールやデクスメデトミジンと比較してその作用は弱い。しかし，循環血液量減少時や心機能障害時では少量のミダゾラムでも血圧低下をきたす場合もあり注意が必要である。

3) 悪性症候群
　無動緘黙，強度の筋強剛，嚥下困難，頻脈，血圧の変動，発汗等が発現し，それに引き続き発熱がみられる場合は，投与を中止し，体冷却，水分補給等の全身管理とともにダントロレンナトリウム水和物の投与等適切な処置を行う必要がある。

（三浦幹剛，今中翔一）

■ 文　献

[1] Zaal IJ, Devlin JW, Hazelbag M, et al. Benzodiazepine-associated delirium in critically ill adults. Intensive Care Med 2015；41：2130-7.
[2] Hobbs WR, Rall TW, Verdoorn TA. Hypnotics and sedatives；Ethanol. In：Hardman JG, Limbird LE, Molinoff PB, et al, editors. Goodman and Gilman's The Pharmacological Basis of Therapeutics 9th Ed. New York：McGraw-Hill；1996. p.362-73.
[3] Hyland R, Osborne T, Payne A, et al. In vitro and in vivo glucuronidation of midazolam in humans. Br J Clin Pharmacol 2009；67：445-54.
[4] Johnson TN, Rostami-Hodjegan A, Goddard JM, et al. Contribution of midazolam and its 1-hydroxy

metabolite to preoperative sedation in children: a pharmacokinetic-pharmacodynamic analysis. Br J Anaesth 2002; 89: 428-37.
5) 妙中信之, 行岡秀和, 足羽孝子, 他. 人工呼吸中の鎮静のためのガイドライン. 人工呼吸 2007; 24: 146-67.

CQ 16 人工呼吸管理中の成人患者の鎮静薬として，デクスメデトミジンとプロポフォールはどちらが有用か？

論点
- 非ベンゾジアゼピン系の鎮静薬にはプロポフォールとデクスメデトミジンの2種類があるが，以下のような特徴があり，優劣をつけるのは難しいのでは？

［プロポフォール］
利点：効果発現が早く，消失も速やかである。
　　　深い鎮静深度にすることが可能である。
欠点：用量依存的に呼吸抑制や低血圧が起きる。
　　　重篤な副作用であるPRIS発症に注意が必要である。

［デクスメデトミジン］
利点：軽い刺激で容易に覚醒し呼吸抑制を起こしにくい。
　　　せん妄を起こしにくい。
欠点：血圧低下や徐脈が起きる。
　　　深い鎮静深度にするのは不向きである。

A 16 デクスメデトミジンとプロポフォールは現時点で優劣が不明のため，それぞれの特徴を理解し使用することが重要である。

人工呼吸管理中の成人患者の鎮静薬として，デクスメデトミジンとプロポフォールの優劣についてはデータが十分でないため，現時点では評価できない (C)。

解説　人工呼吸管理中の成人患者の鎮静薬として，デクスメデトミジンとプロポフォールを比較した研究[149]では，人工呼吸期間，ICU入室期間，入院期間，死亡率については両者に差はなかったが，デクスメデトミジンのほうが，不穏，せん妄の発症が少なく，意思の疎通がより良く，痛み評価が容易であった。長期人工呼吸管理において，浅～中等度の鎮静深度を維持するためにデクスメデトミジンは適しているが，時に鎮静効果が不十分なことがある。

ガイドラインのポイント・注意点

　デクスメデトミジンとプロポフォールを比較した研究において，デクスメデトミジンのほうが，せん妄の発症頻度が少なく，意思の疎通がとりやすいため浅い鎮静を行ううえで適している薬剤であるといえる。しかし，この研究では重要なアウトカムである人工呼吸期間，ICU入室期間，入院期間，死亡率において両者に差がなく，デクスメデトミジンでは必要な鎮静深度に達することが困難なケースもあり現時点では優劣がつけられないと考える。そのため，それぞれの特徴を理解し使用することが重要である。

ガイドライン後のエビデンスの追加

　浅い鎮静を行ううえでデクスメデトミジンをメインの鎮静薬とした研究が行われている。今後デクスメデトミジンとプロポフォールのさらなる情報が期待される[1]。

ガイドラインの応用例

　プロポフォール，デクスメデトミジンについてそれぞれの特徴を理解して使用する（表1）。

プロポフォール
［作用機序］
　$GABA_A$受容体を含む多くの受容体に結合し，神経の伝達を抑えることで鎮静作用を発現する[2]。
［用法用量］
　0.3mg/kg/hrの投与速度で開始し，適切な鎮静深度になるよう全身状態を観察しながら0.3〜3mg/kg/hrで調節する。
　用量を増やしていくと呼吸抑制や低血圧を起こしやすくなるので注意が必要である。
［特徴］
1) 鎮静，抗不安，抗痙攣作用等はあるが，鎮痛作用はない[3]。
2) 脂溶性が高いため作用発現が他の薬剤より早く，また効果もすぐ消失する。そのため1日1回の鎮静中断を行いやすい[4]。
3) デクスメデトミジンと比較して深い鎮静深度にすることが可能である。
4) 健忘作用はミダゾラムと比較して弱い。
［肝機能障害・腎機能障害］
　肝機能，腎機能によらず速やかに代謝，排泄されるため調節は不要。
［代表的な副作用］

1) プロポフォールには強い血管痛がある。
2) 用量依存的に呼吸抑制や低血圧が起きる[5]。
3) プロポフォールは脂溶性のため卵レシチンとダイズ油を含んだ乳化剤に溶解している。そのため下記の3点に注意する必要がある。
   ・約 1.1kcal/mL の栄養が含まれている。
   ・微生物汚染を受けやすいため，最低 12 時間ごとに輸液セットを交換する必要がある。
   ・卵や大豆アレルギーがある患者はアレルギーを引き起こす危険性がある。
4) まれにプロポフォールインフュージョン症候群（PRIS）を引き起こすことがある。PRIS は心不全，不整脈，横紋筋融解，代謝性アシドーシス，高トリグリセリド血症，腎不全，高カリウム血症，カテコラミン抵抗性の低血圧を特徴とする致死性症候群で，特に 48 時間以上，4.2mg/kg/hr 以上投与するとき起きやすいため注意が必要である[6]。PRIS を疑ったらただちにプロポフォールを中止する。

デクスメデトミジン

[作用機序]

本剤は脳内青斑核に分布する中枢性 α_2 アドレナリン受容体を介して，大脳皮質等の上位中枢の興奮・覚醒レベル上昇を抑制することにより鎮静作用を発現する。

[用法用量]

添付文書上では 6μg/kg/hr で 10 分間の初期負荷投与により適切な鎮静が得られる血中濃度まで上昇するとあるが，一過性の血圧上昇，血圧低下，徐脈を引き起こしやすいため重症患者には勧められない。そのため維持量（0.2〜0.7μg/kg/hr）の範囲で開始すべきである。

また，海外では上限量 1.5μg/kg/hr まで認められているが，わが国では 0.7μg/kg/hr までしか認められていない。

[特徴]
1) 軽い刺激で容易に覚醒し呼吸抑制を起こしにくいという特徴があり，他の薬剤より患者とのコミュニケーションがとりやすい[7]。その一方で深い鎮静は不得意のため，必要な鎮静深度に達することが困難なケースがある。
2) 単剤では十分な鎮痛が困難だが，オピオイド等の併用する鎮痛薬の使用量を減らすことができる。
3) せん妄を起こしにくい。

[肝機能障害・腎機能障害]

肝臓で代謝される薬剤であるため肝障害患者に対しては投与量に注意する。また，代謝物は活性をもたないが，腎障害患者に対しても鎮静作用が強くなる傾向があったとの報告があるため注意が必要である。

[代表的な副作用]

血圧低下と徐脈に注意が必要である。また，負荷投与を行う際は一過性の血圧上昇

が起こる。

　このように最適な鎮静薬はないため，病態や目標となる鎮静深度によって使い分けていくことが重要である。

（三浦幹剛，今中翔一）

文献

1. Shehabi Y, Bellomo R, Reade MC, et al. Early goal-directed sedation versus standard sedation in mechanically ventilated critically ill patients：a pilot study. Crit Care Med 2013；41：1983-91.
2. Barr J. Propofol：a new drug for sedation in the intensive care unit. Int Anesthesiol Clin 1995；33：131-54.
3. Marik PE. Propofol：therapeutic indications and side-effects. Curr Pharm Des 2004；10：3639-49.
4. Tanios MA, de Wit M, Epstein SK, et al. Perceived barriers to the use of sedation protocols and daily sedation interruption：a multidisciplinary survey. J Crit Care 2009；24：66-73.
5. McCollum JS, Dundee JW, Halliday NJ, et al. Dose response studies with propofol ('Diprivan') in unpremedicated patients. Postgrad Med J 1985；61：85-7.
6. Fong JJ, Sylvia L, Ruthazer R, et al. Predictors of mortality in patients with suspected propofol infusion syndrome. Crit Care Med 2008；36：2281-7.
7. Jakob SM, Ruokonen E, Grounds RM, et al. Dexmedetomidine vs midazolam or propofol for sedation during prolonged mechanical ventilation: two randomized controlled trials. JAMA 2012；307：1151-60.

表 1　鎮静薬一覧

薬剤名	初回投与後の発現	活性化代謝産物	初回投与量	維持用量
ミダゾラム	2〜5 分	あり[a]	0.01〜0.06mg/kg を 1 分以上かけて静注し，必要に応じて，0.03mg/kg を少なくとも 5 分以上の間隔を空けて追加投与。初回および追加投与の総量は 0.3mg/kg まで。	0.02〜0.18mg/kg/hr[b]
プロポフォール	1〜2 分	なし	0.3mg/kg/hr[c] を 5 分間	0.3〜3mg/kg/hr（全身状態を観察しながら適宜増減）
デクスメデトミジン	5〜10 分	なし	初期負荷投与により血圧上昇または低血圧，徐脈をきたすことがあるため，初期負荷投与を行わず維持量の範囲で開始することが望ましい。	0.2〜0.7μg/kg/hr[e]

薬剤名	肝機能障害患者への対応	腎機能障害患者への対応	副作用
ミダゾラム	肝硬変患者ではクリアランスの低下による消失半減期延長のため 50%減量。	Ccr＜10 mL/min，または透析患者：活性代謝物の蓄積により鎮静作用が増強することがあるため常用量の 50%に減量。	呼吸抑制，低血圧，悪性症候群
プロポフォール	肝機能正常者と同じ。	腎機能正常者と同じ。	注射時疼痛[d]，低血圧，呼吸抑制，高トリグリセリド血症，膵炎，アレルギー反応，プロポフォールインフュージョン症候群。プロポフォールによる深い鎮静では，浅い鎮静の場合に比べて覚醒が著明に遅延する。
デクスメデトミジン	肝機能障害の程度が重度になるにしたがって消失半減期が延長するため，投与速度の減速を考慮。重度の肝機能障害患者に対しては，患者の全身状態を慎重に観察しながら投与速度を調節。	鎮静作用の増強や副作用が生じやすくなるおそれがあるので，投与速度の減速を考慮し，患者の全身状態を観察しながら慎重に投与。	徐脈，低血圧，初回投与量による高血圧，気道反射消失

a）特に腎不全患者では，活性代謝物により鎮静作用が延長する。
b）可能な限り少ない維持用量で浅い鎮静を行う。
c）プロポフォールの静脈内投与は，低血圧が発生する可能性が低い患者で行うことが望ましい。
d）注射部位の疼痛は，一般的にプロポフォールを末梢静脈投与した場合に生じる。
e）海外文献では，1.5μg/kg/hr まで増量されている場合があるが，徐脈等の副作用に注意する。

CQ 17　成人重症患者におけるベンゾジアゼピン系鎮静薬の適応は何か？

論点
- ベンゾジアゼピン系鎮静薬は，鎮静過剰，せん妄発症，人工呼吸期間延長の危険性が高いので，ICU鎮静の第一選択薬として使用しないほうがよいのだが……。
- 循環が不安定な場合は，血圧低下の少ない少量のミダゾラム持続静注は使いやすいのでは？
- 不穏・不安が強い場合はどうか？
- 深鎮静が必要な場合はどうか？

A 17　不穏・不安の管理，痙攣，アルコール・ベンゾジアゼピン系薬離脱の治療ならびに深鎮静，健忘，他の鎮静薬の減量が必要なときなど。

不穏の管理，強い不安，痙攣，アルコール・ベンゾジアゼピン系薬離脱の治療ならびに深鎮静，健忘，他の鎮静薬の減量が必要な時には有用である（C）。

解説　ICU患者の鎮静には，ベンゾジアゼピン系薬よりプロポフォールやデクスメデトミジンのほうが適しているが，不穏の管理，強い不安，痙攣，アルコール・ベンゾジアゼピン離脱の治療ならびに深鎮静，健忘，他の鎮静薬の減量が必要な時にはベンゾジアゼピン系薬が重要である[14),86),185)]。また，ミダゾラムはプロポフォールやデクスメデトミジンに比べて血圧低下が少ないので，循環動態の不安定な患者に使用される場合がある。

ガイドラインのポイント・注意点

　ミダゾラムは，鎮静過剰・覚醒遅延，興奮・せん妄発症，人工呼吸期間延長の危険性があるため，ガイドラインでは，いくつかの工夫をしている。ミダゾラムの投与量として，2002年米国鎮痛・鎮静ガイドライン[1]では，0.04～0.2mg/kg/hrであったが，2013年米国PADガイドライン[2]では，0.02～0.1mg/kg/hrと半減している。米国PADガイドラインが浅鎮静を目指すことを明確に示している。J-PADガイドライン[3]では，0.02～0.18mg/kg/hrを推奨しており，米国PADガイドラインより最大投与量が多いが，過鎮静にならないように十分な注意が必要である。一方，循環が不安定な場合は，血圧低下の少ない少量のミダゾラム持続静注は今でも使いやすい[3]。

　不安・不穏が強く，深鎮静を必要とする患者には，ミダゾラムは現在でも有用な鎮静薬である。ミダゾラム長期投与は覚醒遅延の可能性があるので，抜管2～3日前にミダゾラムを中止するか減量し，鎮痛薬の量を増加する。あるいは，少量のプロポフォールを併用する。

ガイドライン後のエビデンスの追加

　ICU入室患者は，かなりの割合でアルコール使用障害を有しており，アルコール離脱症候群を生じる危険性がある。アルコール離脱症候群にはベンゾジアゼピンが有効であるが，鎮静作用や呼吸抑制が問題である。Muellerらは，ベンゾジアゼピンの補助としてのデクスメデトミジンの有効性について検討した[4]。デクスメデトミジン補助療法は，短期的（最初の24時間）にはベンゾジアゼピン必要量を減じたが，長期的には差がなかった。デクスメデトミジン高用量（1.2μg/kg/hr）は徐脈を生じる傾向があると報告された[4]。Savelらは，重症アルコール離脱症候群では気管挿管とベンゾジアゼピン・プロポフォール持続静脈内投与を必要とするので，呼吸抑制の少ないデクスメデトミジンの併用は興味深いと述べた[5]。一方，Muellerらの研究は，最初の24時間では有意なベンゾジアゼピン節減効果を示したが，徐脈・低血圧の頻度はデクスメデトミジン群でやや高値であり，明確な利点があるとはいえないとも述べた[4]。

ガイドラインの応用例

　現在のところベンゾジアゼピンは，不穏（特に不安），痙攣，アルコールならびにベンゾジアゼピン系薬離脱の治療，深鎮静，健忘や他の鎮静薬の減量が必要なときなどに有用であると考えられているが，具体的な適応・使い方を以下に示す。

1) 振戦せん妄を伴うアルコール離脱は，重篤な救急疾患であり死亡率が高い。治療にはジアゼパム（あるいはミダゾラム）の投与が有用であるが，プロポフォールが有効であるという報告もある[6]。

2) ベンゾジアゼピン系薬長期使用患者で，投与を急に中止した場合に，不安・不穏，振戦，頭痛，発汗，不眠，悪心・嘔吐，ミオクローヌス，筋痙攣，過活動型せん妄，痙攣などの離脱症状が発現する可能性がある[7]。ベンゾジアゼピン離脱の治療にはベンゾジアゼピン系薬が有用である。離脱症状発現はプロポフォールやデクスメデトミジン鎮静に比べて，ミダゾラム鎮静でより高頻度に生じるかもしれない。
3) ミダゾラムとプロポフォールを併用すると，より少ない投与量で循環が安定し，覚醒が速やかになると報告されている（相乗鎮静）。機序は不明であるが，検討する価値のある方法である[8]。

（行岡秀和）

文　献

[1] Jacobi J, Fraser GL, Coursin DB, et al. Task Force of the American College of Critical Care Medicine (ACCM) of the Society of Critical Care Medicine (SCCM), American Society of Health-System Pharmacists (ASHP), American College of Chest Physicians. Clinical practice guidelines for the sustained use of sedatives and analgesics in the critically ill adult. Crit Care Med 2002；30：119-41.

[2] Barr J, Fraser GL, Puntillo K, et al. American College of Critical Care Medicine. Clinical practice guidelines for the management of pain, agitation, and delirium in adult patients in the intensive care unit. Crit Care Med 2013；41：263-306.

[3] 日本集中治療医学会 J-PAD ガイドライン作成委員会．日本版・集中治療室における成人重症患者に対する痛み・不穏・せん妄管理のための臨床ガイドライン．日集中医誌 2014；21：539-79.

[4] Mueller SW, Preslaski CR, Kiser TH, et al. A randomized, double-blind, placebo-controlled dose range study of dexmedetomidine as adjunctive therapy for alcohol withdrawal. Crit Care Med 2014；42：1131-9.

[5] Savel RH, Kupfer Y. Using dexmedetomidine as adjunctive therapy for patients with severe alcohol withdrawal syndrome：another piece of the puzzle. Crit Care Med 2014；42：1298-9.

[6] Coomes TR, Smith SW. Successful use of propofol in refractory delirium tremens. Ann Emerg Med 1997；30：825-8.

[7] Cammarano WB, Pittet JF, Weitz S, et al. Acute withdrawal syndrome related to the administration of analgesic and sedative medications in adult intensive care unit patients. Crit Care Med 1998；26：676-84.

[8] Carrasco G, Cabré L, Sobrepere G, et al. Synergistic sedation with propofol and midazolam in intensive care patients after coronary artery bypass grafting. Crit Care Med 1998；26：844-51.

6. 神経学的モニタリング

CQ 18 脳機能の客観的指標（聴覚誘発電位, BIS など）を, 非昏睡, 筋弛緩薬非投与患者の鎮静深度を評価するために使用すべきか？ 筋弛緩薬投与下ではどうか？

論点
- 非昏睡, 筋弛緩薬非投与患者の鎮静深度を評価するには, 主観的鎮静スケール（RASS, SAS）が優るのでは？
- 筋弛緩薬使用患者は, 主観的鎮静スケールの使用が困難では？

A 18 非昏睡, 筋弛緩薬非投与患者の鎮静深度は主観的鎮静スケールを用いるのを原則とし, 筋弛緩薬投与患者では, 脳機能の客観的指標の使用を考慮する。

① 昏睡状態でなく, 麻痺が認められない成人患者の鎮静深度の評価を行う場合, 脳機能の客観的指標は, 主観的鎮静スケールの代用としては不適当であり, 鎮静深度をモニタするための主要な方法としての使用は推奨しない（−1B）。
② 患者が筋弛緩薬を投与されており, 主観的評価が困難な場合は, 主観的な鎮静深度評価の補助として客観的指標を使用することを提案する（＋2B）。

解説 脳機能の客観的指標は, 深い鎮静と浅い鎮静の判別が可能なだけで, 指標値と特定の鎮静スケールとの間の相関は乏しい。また, 指標値は筋電図のアーチファクトにより影響を受ける[186), 187)]。

Bispectral Index（BIS）：脳波解析により鎮静度を数値化（0〜100）したモニタ。全身麻酔深度モニタとして広く用いられている。

ガイドラインのポイント・注意点

　非昏睡，筋弛緩薬非投与患者では，主観的鎮静スケール（RASS, SAS）が脳機能の客観的指標（聴覚誘発電位，BIS）より優れていると考えられる。筋弛緩薬使用患者は，主観的な鎮静深度評価の補助として客観的指標を使用する。筋弛緩薬投与が適応となる疾患は少ないが，急性呼吸促迫症候群（acute respiratory distress syndrome, ARDS）患者に対する high frequency oscillatory ventilation（HFO）中は筋弛緩薬を高頻度で使用する（表1）[1,2]。

表1　人工呼吸患者に対する筋弛緩薬の使用（文献[2]より引用）

1. 通常の鎮痛・鎮静薬では人工呼吸器との同調が得られない場合
2. 著明なアジテーション
3. 重症呼吸不全
　　ARDSなどで，特に permissive hypercapnia，HFO，腹臥位，高PEEP，高気道内圧の場合
4. 頭蓋内圧亢進症
5. 痙攣重積状態，破傷風

ガイドライン後のエビデンスの追加

　ARDS患者に対する筋弛緩薬の使用は，人工呼吸期間，ICU滞在日数，死亡率の増加と関係すると考えられている。一方，最近，重症ARDS患者では早期シスアトラキュリウム投与が予後を改善すると報告されており[3]，今後このような症例が増加する可能性があり，BISなどの脳機能の客観的指標が用いられる症例が増えるかもしれない。

ガイドラインの応用例

　現在のところ，非昏睡，筋弛緩薬非投与患者では，主観的鎮静スケール（RASS等）がBISのような脳機能の客観的指標より優れていると考えられているので，脳機能の客観的指標の使用は筋弛緩薬投与等の特殊症例に限られる。前述のように，筋弛緩薬使用が予後を改善する可能性があるので，極めて限定された症例ではあるが，脳機能の客観的指標を用いる価値がある。ただし，客観的指標の信頼性は高くないので，筋弛緩薬投与時は患者の苦痛を避けるため，浅鎮静を行うことは困難と考えられる（十分な鎮痛・鎮静を行う）。不必要な筋弛緩薬の使用を避けること，筋弛緩薬が不要になれば速やかに投与を中止することもまた重要である。

（行岡秀和）

文献

[1] Sessler CN. Sedation, analgesia, and neuromuscular blockade for high-frequency oscillatory ventilation. Crit Care Med 2005 ; 33 : S209-16.

❷ 行岡秀和. 鎮静薬・筋弛緩薬. 救急医学 2000；24：1048-50.
❸ Greenberg SB, Vender J. The use of neuromuscular blocking agents in the ICU：where are we now? Crit Care Med 2013；41：1332-44.

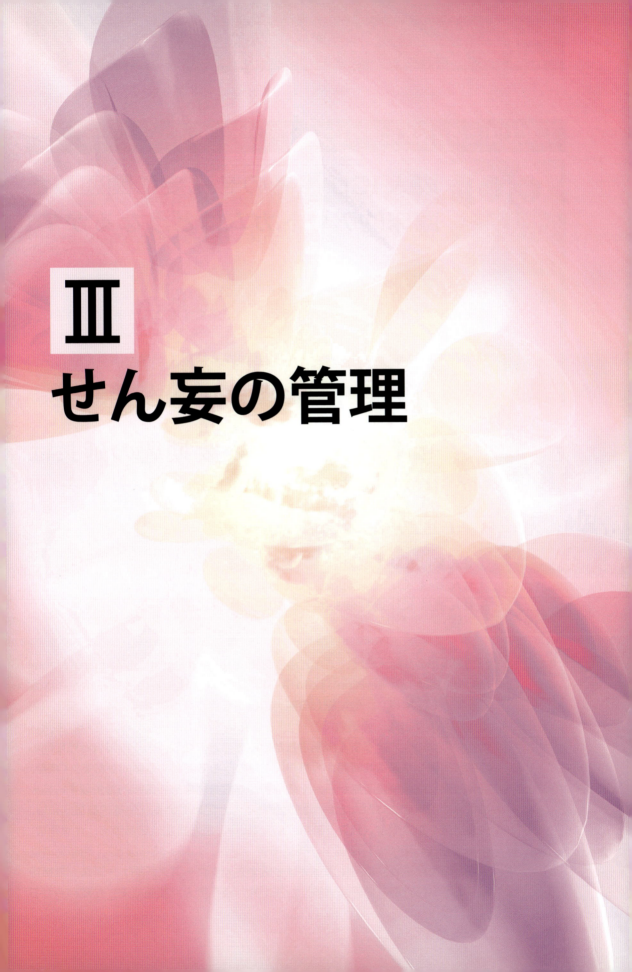

Ⅲ せん妄の管理

1. ICU患者のせん妄に関連した臨床的アウトカム

CQ 19　成人ICU患者のせん妄に関連した臨床的アウトカムはどうなるか？

論　点
- せん妄予防やせん妄に対する治療，ケアはどの程度重要なのか？
- せん妄の発症，あるいはせん妄の期間が延長することが死亡と関連があるのか？
- せん妄の発症，あるいはせん妄の期間の延長がその後の生活の質や認知機能等に影響を及ぼすのか？

A 19　せん妄発症やせん妄期間の延長はICU患者の臨床的アウトカムと関連がある。

①せん妄はICU患者の予後を増悪させる（A）。
②せん妄はICU入室期間や入院期間を延長させる（A）。
③せん妄はICU退室後も続く認知機能障害に関連する（B）。

解　説　精神疾患の診断・統計マニュアル（Diagnostic and Statistical Manual of Mental Disorders-Ⅳ-Text Revision, DSM-Ⅳ-TR）[188]では，せん妄の診断基準を，①注意を集中し，維持し，他に転じる能力の低下を伴う意識障害，②認知の変化（記憶欠損，失見当識，言語の障害など），またはすでに先行し，確定され，または進行中の認知症ではうまく説明されない知覚障害の発現，③その障害は短期間のうちに出現し（通常数時間から数日），1日のうちで変動する傾向がある，④病歴，身体診察，臨床検査所見から，その障害が一般身体疾患の直接的な生理学的結果によって引き起こされたという証拠がある，と定めている。特徴的な症状には，失見当識や知覚障害（錯覚，誤解，幻覚など），思考錯乱，記憶障害，注意障害，精神活動性の増加または減少，情緒障害（不安，恐怖，怒りなど），判断力の低下などが挙げられ，病因によっては振戦やミオクローヌス，筋トーヌス，自律神経系の活動性亢進（発汗，頻脈，血圧上昇，瞳孔散大，顔面紅潮）が認められる

場合もある[188]。

　ICU 患者におけるせん妄は，他の重要臓器障害と同様に急性発症する脳の機能障害，すなわち，多臓器障害の一分症であり，その発症率は 80％以上という報告もある[189]。臨床的にも，せん妄患者は錯乱によるカテーテルやチューブ類の計画外抜去，傾眠や不活発による看護援助への参加拒否などを示し，しばしば治療の継続や回復を妨げる要因となるばかりでなく，せん妄の発症は ICU 入室中，入院中，1 ヵ月後，6 ヵ月後，12 ヵ月後などさまざまな時点において，死亡率との有意な関連が示されており[190)〜195]，せん妄の持続期間の延長は死亡のリスクを高め，1 日あたり 10％死亡のリスクを上昇させるという報告もある[191),192]。さらに，せん妄と ICU 入室期間または入院期間の延長についても，多くの研究で有意な関連が報告されている[190),191),193)〜198]。せん妄と認知機能障害との関連については，退院後 3 ヵ月，12 ヵ月，ICU 退室後 18 ヵ月においてせん妄を発症した患者に認知機能の有意な低下がみられ[199)〜201]，せん妄の持続期間が長いほど退院後 3 ヵ月と 12 ヵ月の認知機能は低かったという報告がある[199),200]。一方，心臓術後患者を対象とした最近の研究では，術後 6 ヵ月に術前の Mini-Mental State Examination（MMSE）のレベルまで戻らなかった患者の割合は，せん妄を発症した患者の方が有意に高いが，術後 12 ヵ月では，有意差はなかったという報告がある[202]。PTSD と ICU 入室中のせん妄発症の有無に有意な関連があったという報告は見当たらない[203]。

　いずれにしても，ICU 患者のせん妄発症は，予後不良の独立危険因子であるという認識が重要である。

ガイドラインのポイント・注意点

　せん妄をよりよく理解するためには，せん妄の特徴を正確に理解することが不可欠である。重要な特徴としては，「注意を集中し，維持し，他に転じる能力の低下を伴う意識障害」がある。例えば，何かに注意を向けるというのは，向けた先のものを理解したり，記憶したりすることに不可欠である。さまざまな雑音のなかから，自分に必要な音声を選び取り，それを理解するには注意とその維持が必要である。また，日常生活のなかで何か記憶しなければならないものを記憶するにもこの注意という能力が必要である。せん妄の患者では，注意を集中，維持することができないために，医療者や家族が患者に話した言葉を理解し，記憶することが難しくなる。これは患者が意図的に聞いていないのではなく，せん妄の症状のひとつであるととらえるべきであろう。注意という能力は，必要なときに集中させ，集中が必要ない場合にはその注意を解除することができる。相手の話を聞こうと思っているときには耳を傾け（これが注意である），聞く必要がないときにはそれを解除することができることと同じである。

　せん妄患者では，一度注意を集中させると，それ以外の事柄に注意を移せない場合があり，これが「他に転じる能力の低下」と表現される。そのような場合，患者は何

かひとつのことにこだわっているようにみえる。例えば，ラインやカテーテルを触ることをやめなかったり，シリンジポンプの点灯を見続けたりする。この注意力の障害は，せん妄を見極めるにあたって重要な症状である。

そのほかには，症状が短期間のうちに発症すること，1日のうちで症状が変動する傾向があることが挙げられる。つまり，徐々に，長期間かけて発症するのではなく，ある日突然発症するのが特徴である。また，症状が24時間のなかで変動することも多く，特徴的には夜間に増悪することが多い印象を受ける（俗にいう「夜間せん妄」という状態である）。

せん妄と判断するには，身体疾患の生理学的な結果によって引き起こされていなければならない。難しい言葉だが，せん妄になり得る身体的な原因が必要ということである。具体的には，薬剤の使用（せん妄に関連する薬剤はかなり多い），脳への酸素供給が不足する状況や全身性の炎症，発熱，電解質異常などなど，入院している患者であれば何らかの原因は見つかりやすい。重要なことは，「病院に適応していない」，「不安が強い」はせん妄発症に影響を与えるかもしれないが，直接的な原因とはいえないということである。

集中治療の分野において，せん妄は多臓器障害のひとつの型であるとされることが一般的である。つまり，急性腎障害，ARDSなどと同じように，多臓器不全が脳に現れた結果としてせん妄という症状が出ているととらえる。

では，せん妄のせん妄は，せん妄を発症した患者の臨床的アウトカムは悪化するのだろうか。せん妄を発症した患者はせん妄を発症しない患者と比較して，死亡する可能性が上昇するのであろうか。ガイドラインでは，過去の知見から，せん妄を発症したらそうでない場合と比較して死亡率が高くなるという結果を示している[1〜4]。

しかし，単純な死亡率の比較には注意が必要だ。もしかしたらせん妄の患者は重症度が高く，そのために死亡率が高いかもしれない。そうするとせん妄は独立したリスク因子とはいえなくなる。そこで，多くの研究では多変量解析を行い，せん妄が他の因子，例えば，重症度が一定でも死亡のリスクであることを明らかにしている。

また，ICU退室後，長期的に継続する認知機能の低下は今日の重要な問題のひとつになっている。例えば，日常生活は年相応に送ることができるが，計算能力が低下したり，記憶力が低下しているような例だ。せん妄はその後の認知機能障害のリスクであることが示されている[1,5]。

ガイドライン後のエビデンス追加

最近の研究では，せん妄と死亡の関連に関していくつかの疑問点が投げかけられている。ひとつは，せん妄患者はそもそも重症であり，死亡リスクが高いためにせん妄になっているのではないかという疑問である。つまり，死亡というイベントはせん妄を発症したために起こるのではなく，せん妄は死亡というイベントが起こりやすそう

な患者で発症しているのではないかという疑問である。せん妄は多臓器障害のひとつの型だと考えれば，ありそうなことではあるが，結果，過去の文献では，APACHE IIをはじめとする重症度を含んだ多変量解析を行い，その結果，重症度とは独立してせん妄は死亡と関連するという結論であった。

しかし，近年，異なる意見もある。2014年に公表された研究では，入室時だけでなく，1日3回SOFAを測定し，連日の重症度を加味している。対象患者数はICUに入室し，ICUから生存して退室した1101人で，ICUにおけるせん妄の有無と12ヵ月間の死亡率を検討している。性別，入室時のAPACHE-IV，積算SOFAで統計学的な調節を行った結果，せん妄と死亡率に有意な関連は見られなくなった[6]。

この「せん妄は死亡のリスク因子」という意見に対し疑問を呈する論文[7]は他にもある。俯瞰してみるとこれらの研究結果が，現在の標準的な意見だとはいえないだろう。実際に統計学的手法等に関する議論も行われている[8]。また，鎮静薬によるせん妄患者（鎮静薬を中断するとせん妄が改善する患者）と，それ以外のせん妄患者，また，非せん妄患者を比較した検討[9]では，鎮静剤によるせん妄患者の死亡リスクは非せん妄患者と同等であることも示唆されている。これは，せん妄もその原因によって予後が異なる可能性を示唆し，すべてをせん妄と括って，長期予後と結びつけることの危うさを示しているのかもしれない。これらに関してはまだ十分な知見が集積されておらず，今後の研究の展開を見定める必要がある。

ガイドラインの応用例

現在までの知見では，せん妄は，せん妄の症状それ自体のみならず，死亡やQOLに関与するような長期的な予後とも関連しているという見解が一般的であり，予防や早期にせん妄状態から離脱できるような治療やケアはICUにおいて重要である可能性が高いと思われる。そのため，せん妄を正しく発見することは重要であり，また，その予後と照らし合わせれば，せん妄患者のフォローアップの必要性にもつながるかもしれない。また，せん妄は多臓器不全のひとつの型であり，それを発見するよう努めることの重要性は，他の臓器障害の発見のためにさまざまな検査を行うことと同列であるということを認識しなければならない。

（卯野木健）

文 献

[1] Ely EW, Shintani A, Truman B, et al. Delirium as a predictor of mortality in mechanically ventilated patients in the intensive care unit. JAMA 2004；291：1753-62.

[2] Lin SM, Liu CY, Wang CH, et al. The impact of delirium on the survival of mechanically ventilated patients. Crit Care Med 2004；32：2254-59.

[3] Ouimet S, Kavanagh BP, Gottfried SB, et al. Incidence, risk factors and consequences of ICU delirium. Intensive Care Med 2007；33：66-73.

[4] Pisani MA, Kong SY, Kasl SV, et al. Days of Delirium are Associated with 1-year Mortality in an

Older Intensive Care Unit Population. Am J Respir Crit Care Med 2009 ; 180 : 1092-7.
5. Girard TD, Jackson JC, Pandharipande PP, et al. Delirium as a predictor of long-term cognitive impairment in survivors of critical illness. Crit Care Med 2010 ; 38 : 1513-20.
6. Wolters AE, van Dijk D, Pasma W, et al. Long-term outcome of delirium during intensive care unit stay in survivors of critical illness : a prospective cohort study. Crit Care 2014 ; 18 : R125.
7. Klein Klouwenberg PM, Zaal IJ, Spitoni C, et al. The attributable mortality of delirium in critically ill patients : prospective cohort study. BMJ 2014 ; 349 : g6652.
8. Turnbull AE, Neufeld KJ, Needham DM. Contradictory findings on one-year mortality following ICU delirium. Crit Care 2015 ; 19 : 29.
9. Patel SB, Poston JT, Pohlman A, et al. Rapidly reversible, sedation-related delirium versus persistent delirium in the intensive care unit. Am J Respir Crit Care Med 2014 ; 189 : 658-65.

2. せん妄の検出とモニタリング

CQ 20 ICU患者は，ベッドサイドで客観的なせん妄の評価ツールを使ってルーチンにモニタリングされるべきか？

論点
- せん妄は客観的な評価ツールなしに発見することができるのか。
- せん妄の客観的な評価ツールはせん妄が疑われる場合のみ使用してもよいのか。
- せん妄の客観的な評価ツールはすべてのICU患者で使用されるべきか。

A 20 すべての成人ICU患者には客観的な評価ツールによるルーチンのせん妄モニタリングを行うべきである。

成人ICU患者のルーチンのせん妄モニタリングを推奨する（＋1B）。

解説 最近の論文においても，ICUにおけるせん妄患者の臨床的アウトカムに関する報告は多くみられ，内科系・外科系を問わずせん妄モニタリングの必要性を否定する論文は見当たらなかった。せん妄は精神状態の変動性を有するため，臨床において過小診断されることが多い[204),205)]。せん妄は，①易刺激性，興奮・錯乱や不穏，幻覚などの症状を示す過活動型（hyperactive）せん妄，②注意の低下，不活発，不適切な会話などの症状を示す低活動型（hypoactive）せん妄，③両者の特徴を示す混合型（mixed）せん妄の3つの運動性亜型（motoric subtype）に分類される[206)]が，せん妄スクリーニングツールを使用しない場合，せん妄患者のICU入室期間の約75％でせん妄は見逃され，特に低活動型せん妄に多いことが分かっている[207)]。

ガイドラインのポイント・注意点

　ICUにおけるせん妄の発生率としては，Elyらによると，96人の人工呼吸患者のうち80人（83.3%）が滞在中にせん妄を発症したと報告されている❶。また，CAM-ICUを使用して人工呼吸患者に対しせん妄スクリーニングを行った外科系・外傷ICUでは，70%に及ぶ患者に少なくとも1回以上のせん妄のエピソードがあったとされる❷。人工呼吸，非人工呼吸患者を含めるICU患者においては，CAM-ICUを使用した38人294回の評価のうち，27%がせん妄，15%が昏迷，27%が昏睡状態であったことが報告されている❸。このようにICUにおいてせん妄は多くの患者で発症する身近なものである。

　せん妄は，過活動型，低活動型，混合型に分けられる。最もイメージしやすいのは，過活動型である。過活動型は「ラインやカテーテルを抜く」，「暴れる」など医療者を困らせることが多く，見つけることが容易である。ここで注意が必要なのは，不穏とせん妄は異なる概念であるということである。せん妄は，注意力の障害を主体としたひとつの疾患であり，必ずしも暴れることを伴わない（妄想幻覚，睡眠障害も併発しやすい症状であるものの，同様に定義には含まれない）。不穏は，暴力的な，暴れる様子を示す用語であり，必ずしも注意力の障害を伴わないことに注意が必要である（そのために後述の評価ツールが必要である）。一般的には，RASSがプラス方向で，せん妄であれば過活動型，マイナス方向（傾眠傾向）で，せん妄であれば低活動型と分類する。実はICUにおいて過活動型の頻度は高くなく，大半を占めるのは低活動型のせん妄である。外科ICUと外傷ICUの人工呼吸患者における検討❷では，合計70%の患者がせん妄であり，過活動型せん妄はそれぞれ0%，1%と非常に少なく，これに対して低活動型せん妄はそれぞれ64%，60%であり，多くのせん妄患者は低活動型せん妄であることが示されている。低活動型せん妄は，注意力の低下をはじめとする，せん妄の症状を伴い，あまり活動的ではない。経験的には傾眠傾向ととらえられることも多く，医療者から見逃される可能性は高い。現在でも，いまだにせん妄＝不穏ととらえている看護師は多い。その思い込みにより多くのせん妄患者はせん妄であることに気付かれないのである。

　ガイドラインに示されているように，客観的な評価ツールを使用せずに看護師の「勘」によるせん妄の判断と，精神科医の診断は大きく異なることが過去の研究により示されている❹。この報告では，看護師の臨床的判断ではせん妄だったが，精神科医の診断ではせん妄ではなかった患者が7.2%含まれているのに対し，精神科医がせん妄と診断したのに看護師がせん妄ではないと判断した例が70.0%に及んだとされている。つまり，看護師が臨床的にせん妄と判断した場合は精神科医による診断でもせん妄である確率は比較的高いといえるが，看護師の判断でせん妄ではないと判断された中には7割ものせん妄患者が含まれていたことになる。先ほどの低活動型せん妄の部分で述べたが，せん妄のうち大半を占める低活動型せん妄は，誤ってせん妄で

ないととらえられる（つまり，見逃すということである）ことも多い。せん妄かどうかは客観的なツールを使用しないとわからないため，「せん妄っぽい」患者だけで評価ツールを使用しても，見逃す患者が多いということになる。したがって，すべての患者でスクリーニングを行う必要がある。

ガイドライン後のエビデンス追加

近年では，せん妄のスクリーニングは十分普及してきているので，せん妄に関して評価ツールを使用することの重要性を示す文献は見当らない。

ガイドラインの応用例

客観的なせん妄評価ツールをすべての患者に対し定期的に使用することが推奨されている。現在のところ一部の患者のみ，または，一時的に行うことを支持するような証拠はなく，すべてに定期的に行うべきである。当施設（筑波大学附属病院）では，CAM-ICUを使用し，全患者に4〜5時間間隔に加え，必要時に行っている。

客観的ツールを使用したせん妄評価は煩雑にみえるが，臨床での様子をみていると煩雑さより，そこから得られる情報のほうが価値があると考えている。例えば，どの程度自己抜管の危険性があるか，目を離していいのか，などのアセスメントに活用される。

（卯野木健）

文献

1. Ely EW, Inouye SK, Bernard GR, et al. Delirium in mechanically ventilated patients：validity and reliability of the confusion assessment method for the intensive care unit (CAM-ICU). JAMA 2001；286：2703-10.
2. Pandharipande P, Cotton BA, Shintani A, et al. Motoric subtypes of delirium in mechanically ventilated surgical and trauma intensive care unit patients. Intensive Care Med 2007；33：1726-31.
3. Ely EW, Margolin R, Francis J, et al. Evaluation of delirium in critically ill patients：validation of the Confusion Assessment Method for the Intensive Care Unit (CAM-ICU). Crit Care Med 2001；29：1370-9.
4. Inouye SK, Foreman MD, Mion LC, et al. Nurses' recognition of delirium and its symptoms：comparison of nurse and researcher ratings. Arch Intern Med 2001；161：2467-73.

CQ 21 内科系および外科系ICUで，人工呼吸管理中と非人工呼吸管理中の患者へのせん妄モニタリングで最も妥当性と信頼性の強いエビデンスが得られているツールは何か？

論点
- 見逃されていることが多いせん妄患者に対して，妥当性と信頼性の強い客観的なせん妄評価スケールを使って，早めにせん妄を発見することが重要。
- CAM-ICU は，具体的な手順書があり，ベッドサイドで必要性に応じてその場で評価ができる。
- ICDSC は，過去のデータから総合して，比較的簡便に評価ができる。

A 21 主観的には観察のみでは見逃しやすいせん妄症状を，ツールを用いることで，客観的な視点でせん妄をとらえることを推奨する。

CAM-ICU と Intensive Care Delirium Screening Checklist（ICDSC）は，ICU 患者に最も妥当性と信頼性のあるせん妄モニタリングツールである（A）。

解説 最近の文献でも CAM-ICU（Table 13）と ICDSC（Table 14）以外の新たな ICU せん妄モニタリングツール開発に関する報告は見当たらなかった。

CAM-ICU については 3 件のメタアナリシス[208〜210]により感度（75.5〜81%）と特異度（95.8〜98%）が確認され，ICDSC は 2 件のメタアナリシス[208,210]により感度（74〜80.1%），特異度（74.6〜81.9%）が確認されており，両者ともに優れたせん妄モニタリングツールである。また，CAM-ICU と ICDSC の一致率は $\kappa = 0.55 \sim 0.80$ との報告がある[211,212]。しかし，CAM-ICU と ICDSC の互換性については，重症度に影響を受ける。非人工呼吸時よりも人工呼吸時で一致率が低く，入院形態（内科系，緊急手術後，予定手術後）での違いも指摘されている[213]。せん妄診断のゴールドスタンダードである Diagnostic and Statistical

Manual of Mental Disorders（DSM）は，2013 年に DSM-5 に改訂されたが，せん妄診断に関する内容の変化はない [204]。また，CAM-ICU，ICDSC ともに原作者の許諾のもと和訳されている [214]～[216]。なお，ICDSC においては，4 点以上をせん妄（clinical delirium），3～1 点を亜症候性せん妄（subsyndromal delirium），0 点をせん妄なし（no delirium）として分類する場合がある [194]。

Table 13　Confusion Assessment Method for the Intensive Care Unit（CAM-ICU）[214]

1．急性発症または変動性の経過	ある	なし

A．基準線からの精神状態の急性変化の根拠があるか？
　　または
B．（異常な）行動が過去 24 時間の間に変動したか？　すなわち，移り変わる傾向があるか，あるいは鎮静スケール（例えば RASS），GCS または以前のせん妄評価の変動によって証明されるように，重症度が増減するか？

2．注意力欠如	ある	なし

注意力スクリーニングテスト（ASE）の聴覚か視覚のパートでスコア 8 点未満により示されるように，患者は注意力を集中させるのが困難だったか？

3．無秩序な思考	ある	なし

4 つの質問のうちの 2 つ以上の誤った答えおよび / または指示に従うことができないことによって証明されるように無秩序あるいは首尾一貫しない思考の証拠があるか？

質問（交互のセット A とセット B）
セット A
1．石は水に浮くか？
2．魚は海にいるか？
3．1 グラムは，2 グラムより重いか？
4．釘を打つのにハンマーを使用してもよいか？

セット B
1．葉っぱは水に浮くか？
2．ゾウは海にいるか？
3．2 グラムは，1 グラムより重いか？
4．木を切るのにハンマーを使用してもいいか？

指示
1．評価者は，患者の前で評価者自身の 2 本の指を上げて見せ，同じことをするよう指示する。
2．今度は評価者自身の 2 本の指を下げた後，患者にもう片方の手で同じこと（2 本の指を上げること）をするよう指示する。

4．意識レベルの変化	ある	なし

現在の意識レベルは清明以外の何か，例えば，用心深い，嗜眠性の，または昏迷であるか？（例えば評価時に RASS の 0 以外である）
意識明瞭：自発的に十分に周囲を認識し，また，適切に対話する。
用心深い / 緊張状態：過度の警戒。
嗜眠性の：傾眠傾向であるが，容易に目覚めることができる，周囲のある要素には気付かない，あるいは自発的に適切に聞き手と対話しない。または，軽く刺激すると十分に認識し，適切に対話する。
昏迷：強く刺激した時に不完全に目覚める。または，力強く，繰り返し刺激した時のみ目覚め，刺激が中断するや否や昏迷患者は無反応の状態に戻る。

全体評価（所見 1 と所見 2 かつ所見 3 か所見 4 のいずれか）	はい	いいえ

CAM-ICU は，所見 1 ＋所見 2 ＋所見 3 または所見 4 を満たす場合にせん妄陽性と全体評価される。所見 2：注意力欠如は，2 種類の注意力スクリーニングテスト（ASE）のいずれか一方で評価される [214]。

（つづく）

Table 13 （つづき）

<聴覚 ASE の具体的評価方法>
患者に「今から私があなたに 10 の一連の数字を読んで聞かせます。あなたが数字 1 を聞いた時は常に，私の手を握りしめることで示して下さい。」と説明し，たとえば「2・3・1・4・5・7・1・9・3・1」と，10 の数字を通常の声のトーンと大きさ（ICU の雑音の中でも十分に聞こえる大きさ）で，1 数字 1 秒の速度で読み上げ，スコア 8 点未満の場合（1 のときに手を握ると 1 点，1 以外で握らない場合も 1 点）は所見 2 陽性（注意力欠如がある）となる。

<視覚 ASE の具体的評価方法>
視覚 ASE に使用する絵は，Web 上（http://www.icudelirium.org/delirium/monitoring.html）から無料でダウンロード可能である。
Packet A と Packet B は，それぞれがひとくくりの組であり，いずれか一方を用いて評価する。
ステップ 1：5 枚の絵を見せる。
 指示：次のことを患者に説明する。「_____ さん，今から私があなたのよく知っているものの絵を見せます。何の絵を見たか尋ねるので，注意深く見て，各々の絵を記憶して下さい。」そして Packet A または Packet B（繰り返し検査する場合は日替わりにする）のステップ 1 を見せる。ステップ 1 の Packet A または B のどちらか 5 つの絵をそれぞれ 3 秒間見せる。
ステップ 2：10 枚の絵を見せる。
 指示：次のことを患者に説明する。「今から私がいくつかの絵を見せます。そのいくつかは既にあなたが見たもので，いくつかは新しいものです。前に見た絵であるかどうか，「はい」の場合には首をたてに振って（実際に示す），「いいえ」の場合には首を横に振って（実際に示す）教えて下さい。」そこで，どちらか（Packet A または B の先のステップ 1 で使った方のステップ 2）の 10 の絵（5 つは新しく，5 つは繰り返し）をそれぞれ 3 秒間見せる。
スコア：このテストは，ステップ 2 における正しい「はい」または「いいえ」の答えの数をスコアとする。
高齢患者への見え方を改善するために，絵を 15 cm×25 cm の大きさにカラー印刷し，ラミネート加工する。眼鏡をかける患者の場合，視覚 ASE を試みる時，彼/彼女が眼鏡を掛けていることを確認しなさい。
ASE, Attention Screening Examination; GCS, Glasgow coma scale; RASS, Richmond Agitation-Sedation Scale.

Table 14 Intensive Care Delirium Screening Checklist（ICDSC）[216]

１．意識レベルの変化： （A）反応がないか，（B）何らかの反応を得るために強い刺激を必要とする場合は評価を妨げる重篤な意識障害を示す。もしほとんどの時間（A）昏睡あるいは（B）昏迷状態である場合，ダッシュ（―）を入力し，それ以上評価は行わない。 （C）傾眠あるいは，反応までに軽度ないし中等度の刺激が必要な場合は意識レベルの変化を意味し，１点である。 （D）覚醒，あるいは容易に覚醒する睡眠状態は正常を意味し，０点である。 （E）過覚醒は意識レベルの異常と捉え，１点である。	0，1
２．注意力欠如： 会話の理解や指示に従うことが困難。外からの刺激で容易に注意がそらされる。話題を変えることが困難。これらのいずれかがあれば１点。	0，1
３．失見当識： 時間，場所，人物の明らかな誤認，これらのうちいずれかがあれば１点。	0，1
４．幻覚，妄想，精神障害： 臨床症状として，幻覚あるいは幻覚から引き起こされていると思われる行動（例えば，空を掴むような動作）が明らかにある，現実検討能力の総合的な悪化，これらのうちいずれかがあれば１点。	0，1
５．精神運動的な興奮あるいは遅滞： 患者自身あるいはスタッフへの危険を予測するために追加の鎮静薬あるいは身体抑制が必要となるような過活動（例えば，静脈ラインを抜く，スタッフをたたく），活動の低下，あるいは臨床上明らかな精神運動遅滞（遅くなる），これらのうちいずれかがあれば１点。	0，1
６．不適切な会話あるいは情緒： 不適切な，整理されていない，あるいは一貫性のない会話，出来事や状況にそぐわない感情の表出。これらのうちいずれかがあれば１点。	0，1
７．睡眠・覚醒サイクルの障害： ４時間以下の睡眠。あるいは頻回な夜間覚醒（医療スタッフや大きな音で起きた場合の覚醒を含まない），ほとんど一日中眠っている，これらのうちいずれかがあれば１点。	0，1
８．症状の変動： 上記の徴候あるいは症状が24時間のなかで変化する（例えば，その勤務帯から別の勤務帯で異なる）場合は１点。	0，1
合計点が４点以上であればせん妄と評価する。	

ガイドラインのポイント・注意点

　CAM-ICU[1]は，患者にいくつかの簡単なテストをして，それが陽性だった場合にせん妄と判断する。気管挿管などで言語的コミュニケーションがとれない，手先を細かく動かすことができない患者でも評価できるようにつくられている。

　各勤務帯ごとに定期的にスクリーニングを行う。あとは，ベッドサイドの看護師が必要と感じたとき（患者の状態が変化した，新たなケアが行われた，患者にいつもと違う言動が認められたなど）に適宜評価する。評価したその時点でせん妄かどうかを評価できる。特に注意力欠如に重点がおかれている。CAM-ICUは，指示に従って手を握る，質問に答える，など患者の協力を必要とする。

■CAM-ICUの評価方法（図1）

- まずRASSで鎮静深度を評価する。RASS－3～＋4の場合，せん妄評価に進む。RASS－4または－5である場合は鎮静レベルが深過ぎるため，せん妄の評価ができないからである。
- せん妄評価は，「所見1：精神状態変化の急性発症または変動性の経過」，「所見2：注意力欠如」，「所見3：意識レベルの変化」，「所見4：無秩序な思考」をもって行い，4つの所見のうち「所見1」＋「所見2」＋「所見3または＋所見4」がそろえばせん妄と判定される。
- 所見1は入院前，または手術前の状態を評価する。緊急入院の場合だと変化していることがほとんどなので，所見2から行うことが多い。
- 所見2の注意力欠如の評価は，10個の数字（2314571931）を1数字1秒の速さで読み上げ，1のときだけ手を握るように指示する。数字を読み上げるだけなので評価がしやすい。聴力に問題がある患者に対しては，決められた5つの絵を1枚につき3秒ずつ，何の絵か言葉で説明しながら見せる。その後に，10個の絵（5つは新しい絵，5つはすでに見せた絵）を1枚につき3秒ずつ，言葉で説明しながら見せていき，すでに見た絵が出たときは合図してもらう。数字のテスト，絵のテストとも，3個以上間違えるとせん妄と判定される。
- 所見3の意識レベルもRASSで評価する。
- 所見4は，評価した瞬間がせん妄であるかどうかを評価できる。口頭質問をして無秩序な思考がないかチェックする。

■ICDSCの評価方法

　ICDSC[2]は8時間ごとに定期的に評価していき，その勤務帯での総合的な評価を行う。評価した時点から24時間で得られた情報をもとに，点数をつけ，4点以上をせん妄と判定する。8点満点で「せん妄のあり・なし」にかかわらず，せん妄の程度（強弱）を評価できる。前述したCAM-ICUとは異なり，今ではなく過去のせん妄を評価する。直接患者に質問をしないので，患者の負担はない。しかし，評価者がこのICDSCの

| RASS＝−3〜+4 | → | **所見1 精神状態変化の急性発症または変動性の経過**
ベースラインと比較した精神状態の急性変化，あるいは最近24時間で精神状態が変動
例えば…RASSが最近24時間で変動する，もともと清明であるのにRASSが−2である | なし → せん妄なし 評価終了 |

RASS＝−4, −5 評価不能

↓あり

所見2 注意力欠知
次の10の数字（2 3 1 4 5 7 1 9 3 1）を読み上げ，"1"で手で握ってもらう
1のときに握らない→不正解
1以外の数字で握る→不正解

→ 2つ以下の不正解 → せん妄なし 評価終了

↓3つ以上の不正解

所見 1+2+（3 or 4）＝'せん妄'

所見3 意識レベルの変化
RASS score＝0？

→ RASS 0 以外 → せん妄あり

↓RASS＝0

所見4 無秩序な思考
1）石は水に浮くか？（or 葉っぱは水に浮くか？）
2）魚は海にいるか？（or ゾウは海にいるか？）
3）1グラムは2グラムより重いか？
　（or 2グラムは1グラムより重いか？）
4）釘を打つのにハンマーを使用してよいか？
　（or 木を切るのにハンマーを使用してもいいか？）
5）指示
　①評価者は患者の目の前で評価者自身の指を上げて見せ，同じことをするように指示する
　②今度は評価者自身の2本の指を下げた後，患者にもう片方の手で同じこと（2本の指を上げること）をするように指示する

→ 2つ以上の間違い → せん妄あり

→ 1つ以下の間違い → せん妄なし 評価終了

視覚テストのためのイラスト

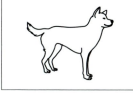
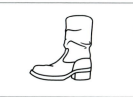
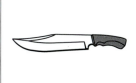
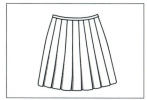
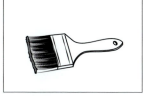

図1　CAM-ICUのフローチャート（文献❺より和訳・引用）

情報を意識して拾わないと見落とす危険性がある。
　ICDSCの項目は患者が覚醒していないと評価できないので，鎮静薬によって意思疎

通がとれなかったり，意識レベルが低く，数日間評価ができないような状態の場合，適応されない。

　ICDSC の欠点としては，せん妄スクリーニングの感度は高いが特異度が低いことが挙げられる。非人工呼吸患者も含めた ICU 患者において，せん妄患者の 99％（感度）は ICDSC でせん妄と判定できるが，せん妄ではない患者の 36％（特異度）を誤ってせん妄と判定してしまう結果が報告されている❸。つまり，ICDSC は多くのせん妄患者を発見することができるが，せん妄ではない患者をせん妄と誤認する確率もそれなりに高い，ということがわかる。

ガイドライン後のエビデンスの追加

　ICDSC は，精神症状を総合的に理解し表現するもので簡便ではあるものの，施設間で使用法のバラつきをなくすために日本集中治療医学会 J-PAD ガイドライン検討委員会により日本語版 ICDSC の補足説明事項が作成された。

日本語版 ICDSC の補足説明事項（文献❹より一部改変）

評価対象
　・挿管，鎮静の有無にかかわらず，使用可能。
　・抑制は外した状態で評価を行うことが望ましい。
1. 意識レベルの変化
　①「強い刺激」，「軽度ないし中等度の刺激」をどのように伝えるか？
　　　軽度の刺激：呼びかけ，タッチング等
　　　中等度の刺激：肩をたたく，揺さぶる等
　　　強い刺激：痛み刺激（つねる等）
　②昏睡，昏迷，傾眠は，医療用語であるが，明確な区別や解説は必要か？
　　　RASS を用いて説明すると，昏睡（RASS －4 以下の状況），昏迷（RASS －3 までの状況）と説明できる。しかし，傾眠は経過のなかで判断する。
　③「容易に覚醒」は，音声刺激による覚醒か？
　　　軽度の刺激（呼びかけ，タッチング）による覚醒。
　④過覚醒（Hypervigilance）はどのように伝えるか？
　　　多弁，寝ていない，興奮が強い，易怒，落ち着きがない等，RASS ＋1 以上の状態が持続していること。
2. 注意力欠如
　①「会話の理解」や「指示」の具体例をどのように示すか？
　　・従命がある，ルートへの注意が維持できる，危険動作への注意や血圧測定を行う話をしても協力的ではなく，他の話をし続ける，同じことを聞く，等
　　・覚醒しているが，指示に従わないのは加点。話をしても期待する反応（質問の答えが返ってこない等）がない場合は加点する。
3. 失見当識

特になし。
4. 幻覚，妄想，精神障害
　①「現実検討能力の総合的な悪化」をどのように示すか？
　　論理的でない考え方，理屈にあわない考え方（夜中に家族を呼んでくれ，いまから市場にいかなくてはいけない，点滴の注意事項等を話してもすぐに触る，ケアに行っても「じゃま」，「お前は敵だ」，病院にいることを理解できていない状態，家族に怒ったりする，など）をしている場合や，幻覚・幻聴，被害妄想などがある場合は加点する。
5. 精神運動的な興奮あるいは遅滞
　①以下のような内容以外にあるか？
　　・精神運動的興奮の特徴（過活動型せん妄の特徴）
　　　活動水準の増加，動作速度の増加，無目的な動作，活動性制御の喪失，落ち着きのなさ，徘徊，会話速度の増加，会話量の増加，大声，発言内容の変調，過覚醒/過活動，注意力散漫，恐怖，易怒性，高揚感，協調性のなさ，攻撃的，悪夢，幻覚，固執思考，脱線思考/無関係な会話などを伴うRASS＋1以上の状態
　　・精神運動的遅滞（低活動型せん妄の特徴）
　　　活動量の減少，動作速度の低下，無関心，発語量の減少，発語速度の低下，小声，注意力・集中力の低下，引きこもり/無認識，傾眠などを伴うRASS 0以下の状態
6. 不適切な会話あるいは情緒
　①「状況にそぐわない感情」の具体例をどう伝えるか？
　　笑わないところで笑ったり，普通に話しても怒っている，笑顔でやたら幸福感がある印象のようなこと。
7. 睡眠・覚醒サイクルの障害
　・「4時間以下の睡眠」は，連続4時間以上の睡眠の有無で判断する。
　・看護師の判断によりが患者が眠っていると判断すれば，「睡眠」とみなす。
8. 症状の変動
　　特になし。

（劔持雄二）

文献

[1] Tsuruta R, Fujimoto K, Shintani A, et al. ICUにおけるせん妄評価法（CAM-ICU）トレーニング・マニュアル改訂版．2010年10月
http://www.icudelirium.org/docs/CAM_ICU_training_Japanese-2014.pdf 2016.3.15閲覧
[2] 卯野木健，劔持雄二．ICDSCを使用したせん妄の評価．看技 2011；57：45-9．
[3] Bergeron N et al：Intensive Care Delirium Screening Checklist：evaluation of a new screening tool. Intensive Care Med 2001；27：859-643.
[4] 日本集中治療医学会J-PADガイドライン検討委員会：ハンズオンセミナー資料
＊資料作成担当：卯野木健，劔持雄二，古賀雄二
[5] VANDERBILT UNIVERSITY MEDICAL CENTER：Confusion assessment method for the ICU（CAM-ICU）the complete training manual. 2014, p8.

CQ 22 臨床現場でせん妄モニタリングのルーチン化は可能か？

論 点
- せん妄の評価には一定の時間と労力が必要である。
- 血圧や脈拍など他のバイタルサインと同様にせん妄モニタリングを習慣化させる。

A 22 せん妄のモニタリングをバイタルサインのひとつとしてルーチンに測定することを推奨する。

成人 ICU 患者のせん妄モニタリングは臨床で実践可能である（B）。

解 説　前述のように CAM-ICU，ICDSC ともに原文での妥当性・信頼性は検証済みであるが，その妥当性が限定的な状況によるものであることを示唆する報告が増えている。CAM-ICU については臨床看護師がルーチン評価を行った場合の感度の低さを指摘する報告[217),218)]や，そもそも特異度は高いが感度が低いことを指摘する報告[219)]，さらには感度よりも特異度が高いために臨床診断（clinical judgment）の代替法にはならないとする報告[209)]もある。また，鎮静深度の影響を指摘し，RASS −3 の患者には CAM-ICU は評価に適さないとする報告[220)]や，CAM-ICU，ICDSC ともに RASS −2，−3 の患者はせん妄と誤って判断されやすいとする報告[221)]もある。CAM-ICU は任意の一時点の状態評価を行うことでせん妄診断を行うのに対して，ICDSC は過去 24 時間以内の状態評価を行うことでせん妄診断を行うなど，せん妄診断方法の本質的な違いがある。そのため，どのツールを選択するかは各施設での臨床の現状を踏まえるとともに，ツールごとの限界を踏まえた上で使用するべきである。また，せん妄モニタリングには看護師が適しているが，ツール使用に関するトレーニングを行う必要がある[222),223)]。

ガイドラインのポイント・注意点

　CQ21で述べたようにせん妄は，主観的な評価では見逃してしまうという前提がある。特に低活動型せん妄の患者は一見，じっとしていたり，傾眠で鎮静されているように見えたりするので，観察者からしてみればそのときは手をかけずに見ていられる状態なのかもしれない。

　しかし，実は患者は不安や恐怖に苛まれていたりすることがある。そのような患者は，注意や集中力が欠如し，後にドレーンやチューブを自己抜去していた，ということもあり得る。

　見逃されていることが多いせん妄患者に対して，まずは客観的なせん妄評価スケールを使って，効率的に早めにせん妄を発見することが現実的である。

　せん妄はいつ評価してもよい。ルーチンに評価すれば，これまで気付くことができなかったせん妄症状に気付く確率が高くなる。ただし，評価の頻度を多くするほど現場の負担が増えるので，まだ導入していない施設では，まずは無理のない頻度で導入するとよい。

　CAM-ICUの場合は各勤務帯ごと，ICDSCの場合は8時間ごとが導入初期段階での目安とされている。

　評価の方法としては，中枢性神経疾患や筋弛緩薬投与中の患者を除き，認知機能障害や人工呼吸管理中の患者を含めたすべての患者に対して，定期的にせん妄の評価スケールを用いてモニタリングを行う。

ガイドラインの応用例

　せん妄のモニタリングは，前述のように推奨度Aとして示し，習慣的にモニタすることが重要である。せん妄があるとさまざまなインシデントに結びつきやすいため，例えばルート・ドレーン計画外抜去の予防策として，せん妄のモニタリングを習慣化させることを提案する。意識レベルや鎮静レベルとともにチャートに入れておいてもよい。評価のタイミングとして，患者の協力が得られない状態やさまざまな処置の最中，睡眠中にあえて行う必要はない。それぞれのケースに応じて，評価することの利点と欠点を判断しながら行う。

（劔持雄二）

3. せん妄の危険因子

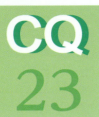

CQ23 成人 ICU 患者のせん妄発症に関連した患者側の危険因子は何か？

論点
- 現場では，せん妄の原因が何か特定できずに困っている。
- 現場では，せん妄発症を予測できずに困っている。
- せん妄発症リスクを知ることで，せん妄発症予測を行うとともに，リスク回避策を検討することができる。

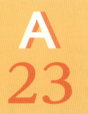

A23 成人 ICU 患者のせん妄発症に関連した患者側の因子を知る。

年齢，重症度，感染（敗血症），既存の認知症の 4 つである (B)。

解説 ICU 患者のせん妄発症を予測するモデル式のひとつに，複数の ICU の 3,000 人以上のデータから作成された PRE-DELIRIC モデルがある[224]。これは ICU せん妄の 10 の危険因子，すなわち年齢，重症度〔Acute Physiology and Chronic Health Evaluation（APACHE）-Ⅱ〕スコア，入院形態（外科/内科/外傷/神経・脳神経），昏睡，感染，代謝性アシドーシス，鎮静薬やモルヒネの使用，尿素窒素濃度，入院様態で構成されている。PRE-DELIRIC モデルは ICU 入室 24 時間以内に入手できる項目で構成されており，receiver operating characteristic（ROC）曲線下面積は 0.87（95％信頼区間 0.85〜0.89）と，そのせん妄予測能は高かった。せん妄の発症に関連した患者側の危険要因として重症度は重要である[190,225]。年齢に関しては，そうでないという報告もあるが[190,226]，低活動型せん妄の関連因子とするものもある[227]。敗血症が ICU せん妄の危険因子という報告もある[228]。既存の認知症が ICU せん妄の危険因子とする報告が 2 つある[225,226]。

ガイドラインのポイント・注意点

　ICU せん妄のリスクファクターとして，多くの因子が示されてきた（表1）[1]。PRE-DELIRIC モデルは ICU せん妄リスクファクターのなかで，ICU 入室 24 時間以内に入手できる 10 項目に重み付け（係数設定）をすることによりせん妄発症を予測するモデルである。年齢や重症度スコア，病態，入院様態などとともに，鎮静薬については使用の有無，モルヒネについては使用量によって係数が変化することが特徴である。PRE-DELIRIC モデルはオランダの 5 ヵ所の ICU で検証されている。そのため，オランダ以外の国では，鎮痛・鎮静薬だけでなく，例えば，感染症への治療・薬剤使用方法の違いにより，結果に影響が生じる可能性がある。

ガイドライン後のエビデンスの追加

　PRE-DELIRIC モデルは前述のようにオランダで開発されたが，2014 年にベルギー，ドイツ，スペイン，スウェーデン，オーストラリア，英国の 6 ヵ国の 8 つの ICU で，国際的な性能評価が示された[2]。その結果，各項目の係数が再調整され，ROC 曲線下面積は 0.77（95％ 信頼区間 0.74〜0.79）と，そのせん妄予測能は良好であった[2]。また，E-PRE-DELIRIC（早期予測モデル）では，①年齢，②認知障害の既往，③アルコー

表1　せん妄のリスクファクター（文献[1]より和訳・引用）

宿主因子	増悪因子	
	重症疾患因子	医原性因子
・アポリポ蛋白 E4 多型 ・認知障害 ・抑うつ ・てんかん ・脳卒中既往 ・視力障害/聴力障害	・アシドーシス ・貧血 ・中枢神経異常 ・電解質異常 ・内分泌異常 ・発熱 ・肝機能異常 ・疾患スコアの上昇・悪化・投薬 ・脱水 ・低血圧 ・低体温 ・低酸素血症/低酸素症 ・頭蓋内出血 ・感染/敗血症 ・栄養障害 ・代謝異常 ・心筋障害 ・中毒 ・呼吸不全 ・ショック ・外傷	・社会的かかわりの不足 ・過剰な看護ケア ・治療的安静 ・投薬 ・過剰鎮静 ・不適切な鎮痛管理 ・睡眠障害 ・血管カテーテル類留置

ル乱用，④血中尿素窒素，⑤入室カテゴリ，⑥緊急入院歴，⑦平均動脈血圧，⑧コルチコステロイドの使用，⑨呼吸不全により予測を行い，ROC曲線下面積は 0.76（95% 信頼区間 0.73〜0.77）および 0.75（95% 信頼区間 0.71〜0.79）と，そのせん妄予測能は良好であった[3]。この2つの研究におけるせん妄発症率は 22.5〜23.6% であった[2,3]。

また，Zaal らのレビューでは，ICU せん妄との強い相関が①年齢，②認知症，③高血圧，④ICU 入室前の緊急手術または外傷（pre-ICU emergency surgery or trauma），⑤APACHE Ⅱスコア，⑥人工呼吸，⑦代謝性アシドーシス，⑧前日のせん妄既往，⑨coma に認められ，中等度の相関が⑩多臓器不全に認められ，性別は相関しなかった[4]。また，わが国の報告として，CRP 値と APACHE Ⅱスコアがせん妄発症と関連していることが示されている[5]。

ガイドラインの応用例

従来のせん妄リスクファクターの把握だけでなく，PRE-DELIRIC モデルなどのせん妄発症予測と回避可能な医原性リスクの検討を行う必要がある。また，そうした結果に応じたせん妄モニタリング頻度の調整により，せん妄予測と早期発見の2本柱によるせん妄モニタリング体制を構築していく必要がある。

（古賀雄二）

文献

[1] Smith HA, Fuchs DC, Pandharipande PP, et al. Delirium：an emerging frontier in the management of critically ill children. Crit Care Clin 2009；25：593-614.

[2] van den Boogaard M, Schoonhoven L, Maseda E, et al. Recalibration of the delirium prediction model for ICU patients（PRE-DELIRIC）：a multinational observational study. Intensive Care Med 2014；40：361-9.

[3] Wassenaar A, van den Boogaard M, van Achterberg T, et al. Multinational development and validation of an early prediction model for delirium in ICU patients. Intensive Care Med 2015；41：1048-56.

[4] Zaal IJ, Devlin JW, Peelen LM, et al. A systematic review of risk factors for delirium in the ICU. Crit Care Med 2015；43：40-7.

[5] Tsuruta R, Nakahara T, Miyauchi T, et al. Prevalence and associated factors for delirium in critically ill patients at a Japanese intensive care unit. Gen Hosp Psychiatry 2010；32：607-11.

CQ 24　成人ICU患者のせん妄発症に関連したICUの治療関連因子（オピオイドやベンゾジアゼピン系，プロポフォールやデクスメデトミジンなど）は何か？

論点
- せん妄リスクファクターは，患者関連因子と治療関連因子に分ける必要がある。
- どのような鎮痛・鎮静薬がよいのか？
- また，その使用方法による違いはあるか？

A 24　成人ICU患者のせん妄発症に関連した治療関連因子を知る。

ベンゾジアゼピン系鎮静薬とオピオイドは成人ICU患者のせん妄発症に関連したICUの治療関連因子である（B）。

解説　前出のPRE-DELIRICモデル[224]におけるせん妄発症の危険因子のうち，鎮静薬の使用，モルヒネの使用は治療関連因子である。ベンゾジアゼピン系鎮静薬とオピオイドの使用はせん妄の危険因子と報告されている[190),225]。24時間以上人工呼吸された外傷患者の前向き観察研究の結果，せん妄移行への独立危険因子はミダゾラムの使用であった[229]。内科系ICUの高齢者のせん妄発症の解析からも，ベンゾジアゼピン系鎮静薬またはオピオイドの使用がせん妄日数の延長に関連していた[225]。心臓術後ICUからの報告でもベンゾジアゼピン系鎮静薬の使用がせん妄発症の危険因子であった[230]。

ガイドラインのポイント・注意点

前項で示したように，せん妄リスクファクターは多彩であり，患者関連因子（宿主因子，重症疾患因子）と治療関連因子（医原性因子）に分ける必要がある。さらに，治療関連因子は薬理的因子と非薬理的因子（療養環境，不適切なケア，デバイス留置など）に細分できる。この薬理的因子として，鎮痛・鎮静薬の使用が，せん妄発症や

せん妄日数の延長との関連が指摘されている。

ガイドライン後のエビデンスの追加

　ガイドライン後の報告では，デクスメデトミジンのせん妄対策としての有用性とベンゾジアゼピンのせん妄発症との関係性を示す報告が目立つ。

　デクスメデトミジンを使用した鎮静管理法が，デクスメデトミジンを使用しない鎮静管理法に比べてせん妄発症率が低いと指摘するレビュー報告がある[1]。同様に，デクスメデトミジン管理は，ミダゾラム，プロポフォール，レミフェンタニル塩酸塩による管理を受けた場合よりもせん妄発症率が低かったとするレビュー報告もあり，さらに，ロラゼパム使用患者と比較して coma-free 日数の増加も報告された[2]。また，心臓手術後管理におけるデクスメデトミジンとレミフェンタニルを比較した報告では，血行動態や ICU 滞在期間に差はなかったものの，せん妄発症率の低下が示された[3]。

　一方で，ベンゾジアゼピンは，投与翌日のせん妄発症率の増加を指摘しつつも，これは連続使用の場合に限るとした報告が示された[4]。また，ガイドラインが推奨する浅めの鎮静管理下の報告として，外科系・内科系 ICU で最低 24 時間以上の鎮静と人工呼吸管理を行った患者へのベンゾジアゼピン投与の最少化と早期のデクスメデトミジンの使用プロトコルでは，人工呼吸期間や気管切開を低減させたが，せん妄発症率と持続期間は延長したとの報告がある[5]。また，RASS 2 以上の鎮静レベル変動はせん妄を誘発する可能性があり，鎮静レベルの変動を抑えることが対策になり得るとの報告がある[6]。

ガイドラインの応用例

　PRE-DELIRIC モデルなどによるリスクファクターの把握と，ベンゾジアゼピン系薬の使用とオピオイドの使用が治療関連因子になり得ることを考慮し，できる限り使用を回避する努力を行う。同時に，浅めの鎮静管理は総じて有用ではあるが，薬剤選択や併用法に関しては議論の余地があることを認識する必要がある。

（古賀雄二）

文 献

[1] Nelson S, Muzyk AJ, Bucklin MH, et al. Defining the role of dexmedetomidine in the prevention of delirium in the intensive care unit. Biomed Res Int 2015；2015：635737.
[2] Keating GM. Dexmedetomidine：A review of its use for sedation in the intensive care setting. drugs 2015；75：1119-30.
[3] Park JB, Bang SH, Chee HK, et al. Efficacy and safety of dexmedetomidine for postoperative delirium in adult cardiac surgery on cardiopulmonary bypass. Korean J Thorac Cardiovasc Surg 2014；47：249-54.

④ Zaal IJ, Devlin JW, Hazelbag M, et al. Benzodiazepine-associated delirium in critically ill adults. Intensive Care Med 2015 ; 41 : 2130-7.

⑤ Skrupky LP, Drewry AM, Wessman B, et al. Clinical effectiveness of a sedation protocol minimizing benzodiazepine infusions and favoring early dexmedetomidine : a before-after study. Crit Care 2015 ; 19 : 136.

⑥ Svenningsen H, Egerod I, Videbech P, et al. Fluctuations in sedation levels may contribute to delirium in ICU patients. Acta Anaesthesiol Scand 2013 ; 57 : 288-93.

CQ 25 昏睡は ICU 患者のせん妄発症の危険因子であるか？

論点
- せん妄と昏睡は分けて観察する必要がある。
- ICU におけるせん妄発症機序は不明な点が多い。
- 昏睡は医学的昏睡，誘発性昏睡，多因子昏睡に分類できるが，それらの明確な区別は困難である。
- せん妄は患者要因と医原性要因に分けて考える必要がある。

A 25 昏睡の原因を見極めることが重要で，薬剤性昏睡には注意が必要である。

すべての昏睡が ICU 患者のせん妄発症の危険因子とは言えない（B）。

解説　昏睡は，①医学的昏睡（低酸素脳症など），②誘発性昏睡（鎮静薬による薬剤性昏睡，深い鎮静の関与など），③多因子昏睡（医学的昏睡＋誘発性昏睡）の3つに分類され[190]，RASS では－5または－4の状態である。昏睡とせん妄の両者を合わせて急性脳機能不全と呼ぶが，RASS が－3から－4に変化した場合，意識レベルの低下とせん妄から昏睡への変化（急性脳機能不全の病態変化）の両方が考えられる[231]。

PRE-DELIRIC モデルをはじめ，せん妄発症の危険因子は患者要因と医原性要因を混合して議論されてきたが，最近，この2つを分ける考えが出始めている。鎮静薬が原因の薬剤性せん妄と病態そのものから生じている非薬剤性せん妄に分けた場合，非薬剤性せん妄を発症した ICU 患者の方が薬剤性せん妄の発症またはせん妄を発症しなかった患者より有意に1年生存率が低かったと報告された[232]。また，昏睡には，血中のフェンタニル濃度とミダゾラム濃度の高値が関与していたが，せん妄には関与していなかった[233]。せん妄にはインターロイキン（IL）-6 などの炎症性サイトカインによって惹起される炎症反応が深く関わっており，誘発性昏睡（昏睡の一部）とせん妄は発生機序的関連がないのかもしれない[233]。ただし，せん妄との関連が疑問視されるからといって深い鎮静を容認するものではない。また，昏睡を誘発性昏睡とそれ以外に明確に区別することは困難である。現時点では，できる限り浅い鎮静を行うべきである。

ガイドラインのポイント・注意点

せん妄発症機序としては，Flackerらの最終的共通神経経路（Final common neural pathway）（図1）が示すように，①ドーパミン活性化，②コリン活性化，③コリン作動阻害，④GABA活動性低下，⑤GABA活性化，⑥グルタミン活性化，⑦コルチゾル過剰，⑧セロトニン欠乏，⑨セロトニン活性化，⑩サイトカイン過剰が知られてきた[1]。しかし，これらはICU以外でのせん妄発症を含んでおり，CAM-ICUやICDSCなどのICUせん妄評価ツールの開発を契機として，ICUせん妄のリスクファクターや発症機序に関する研究が可能になったといえる。

ICUせん妄と昏睡の関連についての研究が増えているが，ガイドラインが指摘するように昏睡（医学的昏睡，誘発性昏睡，多因子昏睡）の明確な区別が困難な状況下での報告であることを前提として把握しておく必要がある。

ガイドライン後のエビデンスの追加

わが国において，長期人工呼吸患者のせん妄と昏睡の関係性を調査した多施設観察研究では，①せん妄のみ（delirium only），②昏睡から正常に移行（coma-normal），③昏睡からせん妄に移行あり（delirium-coma），④せん妄も昏睡もなし（normal）の4分類による比較が行われた[2]。その結果，せん妄を発症せずに昏睡から正常に移行した患者において，28日転帰の生存率（$P<0.001$），挿管率（$P<0.001$），在室率（P

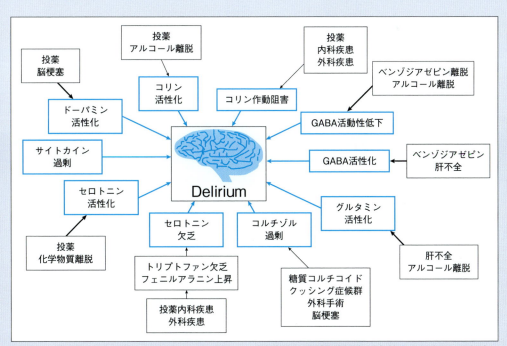

図1　せん妄のFinal common neural pathway（最終的共通神経経路）（文献[1]より和訳・引用）

＝0.04）が最も不良であった。次に，せん妄単独では死亡率上昇との相関は認めなかった[2]。また，せん妄と昏睡を合併した患者において，抜管とICU在室期間が短縮していた[2]。

また，鎮静による薬剤誘発性昏睡とせん妄の関連を調査した報告では，バーストサプレッション時間が昏睡後のせん妄発症の独立因子であった[3]。バーストサプレッション時間が60分間の患者は，1分間の患者よりも昏睡後せん妄発症のオッズは約4倍であった。バーストサプレッション時間が100分間の患者のせん妄改善率は，1分間持続患者と比較して35％低下した[3]。バーストサプレッション時間が60分間の患者のせん妄改善率は，1分間持続患者と比較して20％低下した[3]。このことから，深い鎮静時の脳波によるバーストサプレッションモニタリングとバーストサプレッションの回避が，医原性リスク回避や薬剤性昏睡によるせん妄減少対策の重要な安全管理指針となる可能性があることを報告している[3]。

ガイドラインの応用例

昏睡とせん妄の関連については不明な点が多いが，昏睡とせん妄は分けて観察するとともに，PADガイドラインが推奨する浅めの鎮静管理を可能な限り行う。また，深い鎮静を行う場合は，pEEGやBISモニタを用いてバーストサプレッションのモニタリングを行うことも考慮する。

（古賀雄二）

文 献

[1] Flacker JM, Lipsitz LA. Neural mechanisms of delirium：current hypotheses and evolving concepts. J Gerontol A Biol Sci Med Sci 1999；54：B239-46. Erratum in, J Gerontol A Biol Sci Med Sci 1999；54：B275.

[2] Tsuruta R, Oda Y, Shintani A, et al. Delirium and coma evaluated in mechanically ventilated patients in the intensive care unit in Japan：a multi-institutional prospective observational study. J Crit Care 2014；29：472.e1-5.

[3] Andresen JM, Girard TD, Pandharipande PP, et al. Burst Suppression on Processed Electroencephalography as a Predictor of Post-Coma Delirium in Mechanically Ventilated ICU Patients. Crit Care Med. Author manuscript；available in PMC 2015 October 1.

4. せん妄の予防

CQ 26 ICUにおいて，非薬物的せん妄対策プロトコルはせん妄の発症や期間を減少させるために使用すべきか？

論点
- せん妄管理において予防に有効な非薬理学的介入はあるのかという疑問がある。
- せん妄が発症した場合，特に，過活動型せん妄の場合は薬理学的介入に頼る傾向にあるが有効な非薬理学的介入はあるか疑問である。
- 非薬理学的介入の有効性が不確かなため，標準的な看護援助として定着されにくい。

A 26 現時点でエビデンスが確立されている非薬物的せん妄対策は，早期離床の努力である。

① せん妄の発症と持続期間を減らすために，可能な場合はいつでも早期離床を促すことを推奨する（+1B）。
② 鎮静薬の必要量と患者の不安を減らすために，可能な場合はいつでも音楽を使った介入を行うことを提案する（+2C）。

解説　早期離床の介入研究では，せん妄発症率の低下，過鎮静の減少，ICU入室期間および入院期間の有意な短縮が示されている[157]（CQ32, 33参照）。

音楽を使った介入については，5施設12のICUで行われた人工呼吸器装着患者を対象としたRCTがある[234]。楽曲として楽器で演奏されたリラックスできる音楽を用意し，患者が好みの曲を選び，それをもとに音楽セラピストが専用のツールを用いて適正に修正している。患者は，周囲の雑音を減らし音楽だけを聴くことができるようヘッドホンを使い，不安を感じる時やリラックスしたい時，音楽を聴きたいと思った時など，少なくとも1日2回，自発的に音楽を聴いた結果，介入群の方が対照群よりも不安の強さ，鎮静薬の投与量と投与頻度が有意に減少したと報告されている。また，バッハやベートーベン，ブラームス，ショパンなどのゆったりとした音楽を使った人工呼吸器装着患者を対象とした無作為化クロスオーバー試験では，バイタルサインに変化は見られなかった

が，介入群の方が鎮静深度を変えることなくオピオイドの必要量が有意に減少し，adrenocorticotropic hormone/コルチゾール比の有意な上昇やコルチゾールとプロラクチンの血中濃度の有意な減少，コルチゾール反応者における血中メチオニン-エンケファリン含有量の逆相関が認められている[235]。ほかに，介入群，非介入群それぞれ5名とサンプルサイズは小さいが，モーツァルトのピアノソナタを使った介入研究では，鎮静薬の必要量減少，血中IL-6およびエピネフリンの減少，成長ホルモンの増加が認められている[236]。日本では医療現場に音楽セラピストが存在しないため，これらの方法をそのまま導入することは困難と考えられる。音楽を使った介入の効果に影響すると推察される楽曲の種類や音質，雑音を減らし効果的に音楽を聴くための器材の選択などを医療スタッフ間で吟味する必要がある。

　その他の非薬理学的介入については，ICUの環境整備（窓の位置，壁の色，光，雑音など）によってせん妄持続期間が短縮したという報告[237]や，入眠時の耳栓の使用がせん妄または錯乱のリスクを減少させたという報告がある[238]。

　睡眠の質を向上させるための多角的な介入（夜間は光を最小化，テレビを消す，処置を日中にまとめて行う，日中はサーカディアンリズムと夜間の睡眠維持のために窓のブラインドを開ける，過度の昼寝を予防する，早期離床を促す，眠前のカフェイン摂取量を最小限にするなどの非薬理学的介入と，ベンゾジアゼピンやオピオイドなどのルーチン使用を制限した独自のプロトコルに沿った鎮静）を評価した研究では，睡眠の質に変化は認められなかったが，せん妄や昏睡の発症率は有意に減少し，ICU入室中のせん妄あるいは昏睡でない日数（せん妄フリー日数，昏睡フリー日数）は有意に増加したと報告されている[239]。これら非薬理学的介入の有効性の根拠を得るには，さらに大きなサンプルサイズで質のよい調査が必要である。しかし，音楽を使った介入と同様に，その介入が患者にとって有害とは考えられない場合は，大規模研究の結果を待たずに日常的な援助として取り入れることを考慮してもよい。

ガイドラインのポイント・注意点

　早期離床についてはCQ32，CQ33で詳細を述べる。

　音楽を用いた介入は，高音質の音楽をヘッドホンで雑音なく鑑賞できるようにし，最低限鑑賞してほしい回数を設定してはいるが，タイミングは患者の主体性に任せている。また，睡眠の質を改善するための介入では，アイマスクと耳栓もリストに含まれていたが実際に使用された頻度は少なかった（アイマスク2％，耳栓1％）。さらに，「ベンゾジアゼピンやオピオイドの使用を制限」は鎮痛・鎮静薬の適正使用のためのプロトコルを独自に作成している。つまり，非薬理学的介入の効果を高めるうえで鎮痛・鎮静薬の適正使用は重要といえる。

ガイドライン後エビデンスの追加

　ICUに入室中の患者の睡眠を促進するための非薬理学的介入に関するシステマティックレビューでは，耳栓あるいはアイマスク，耳栓とアイマスクの両方を使用した介入により睡眠とせん妄発症のリスクを低下させたという報告はあるがエビデンスレベルの低さも指摘している[1,2]。また，ガイドラインに準じた鎮痛・鎮静管理および早期離床プロトコルに非薬理学的介入プロトコル（音楽を取り入れる，ブラインドを開けて光を取り入れる，見当識に関する情報提供と認知機能の刺激，耳栓とアイマスク）を組み合わせた前後比較の介入研究では，年齢，重症度，認知症などを調整した後でも非薬理学的介入プロトコルを加えた群のほうが，せん妄の持続期間の減少（$P<0.001$），せん妄の発症率の減少（$P=0.04$）があったと報告している[3]。しかし，エビデンスレベルとしては低く，RCTなど精度の高い研究が必要である。

ガイドラインの応用例

　早期離床は医師，看護師，理学療法士，作業療法士，臨床工学士との連携を進めるため，歩行も含めた段階的なプログラムを作成することを勧めたい。

　開始基準や中止基準は文献に基づき設定するが，実施に際しては理学療法士に任せてしまうのではなく，多職種で有害事象に配慮し，日々の状態を評価して進行段階を設定する。非薬理学的介入のエビデンスレベルは高いものではないが，活動と休息のバランスは重要であるため，早期離床を進めつつリラクゼーションと快適性の向上を目指す看護援助は患者の状態や治療上の制限がないのであれば積極的に取り入れることが望ましい。音楽はスローテンポで患者の気に入った曲を選択し，騒音を減らしつつ室内に流すなど，取り入れられる方法を工夫する。

　家族の写真やカレンダー，時計といった視覚的な刺激を与える介入については，患者の視点に立ってセッティングするなど，患者の体験に寄り添う姿勢で介入方法を工夫する。耳栓やアイマスクは音や照明といった設備面などの理由で調整しきれない環境調整を補填できるかもしれないが，入院前から日常的に使用している患者は少ないと想定される。そのため，違和感を生じたり，使用できるという発想そのものをもっていないと推定できるため，使用を提案してみるのはよいと考える。

（茂呂悦子）

文献

[1] Hu RF, Jiang XY, Chen J, et al. Non-pharmacological interventions for sleep promotion in the intensive care unit（Review）2015；www.cochranelibrary.com.

[2] Litton E, Carnegie V, Elliott R, et al. The Efficacy of Earplugs as a Sleep Hygiene Strategy for Reducing Delirium in the ICU：A Systematic Review and Meta-Analysis. Crit Care Med 2016；44：992-9.

[3] Rivosecchi RM, Kane-Gill SL, Svec S, et al. The implementation of nonpharmacologic protocol to prevent intensive care delirium. J Crit Care 2016；31：206-11.

CQ 27　ICUにおいて，せん妄の発症や期間を減少させるために，薬理学的せん妄予防プロトコルを使用すべきか？

論点
- せん妄のメカニズムのひとつとして神経伝達物質の不均衡が考えられているが，何か予防に有効な薬理学的介入はあるのか疑問である。
- 鎮痛・鎮静薬の適正使用を含めたせん妄予防に有効な薬理学的介入のプロトコルはあるのか，または，必要なのか疑問である。

A 27　ICUせん妄に対する薬物療法の有効性に関するエビデンスは少ない。

せん妄の発症や期間を減少させるために，ICUで薬理学的せん妄予防プロトコルを使用すべきとはいえない（データ不足）（0，C）。

解説　ICUで痛み・不穏・せん妄のモニタを行い，これらをプロトコル化し，その施行前後で転帰を比較した研究がある[240]。施行後は誘発性昏睡が減少したが，せん妄は減少しなかった。ICDSCの1～3点である亜症候性せん妄は減少した。

ガイドラインのポイント・注意点

Skrobikらの研究では，図1のとおり，最初に痛みの評価・治療を行い，2番目に鎮静の評価の適正化，3番目にせん妄の評価と必要に応じて非薬理学的・薬理学的介入を行うという流れになっている❶。亜症候性せん妄はICDSC 1～3点でせん妄の判断には至らないがいくつかの特徴が認められている状態であり，CAM-ICUでは検出できない。また，ICU死亡率やICU滞在期間の延長など患者の予後へ不利益をもたらすため，せん妄同様に予防は重要である❷。

ガイドラインの応用例

せん妄管理を単独のものとして取り入れるのではなく，痛み・不穏の管理とともに

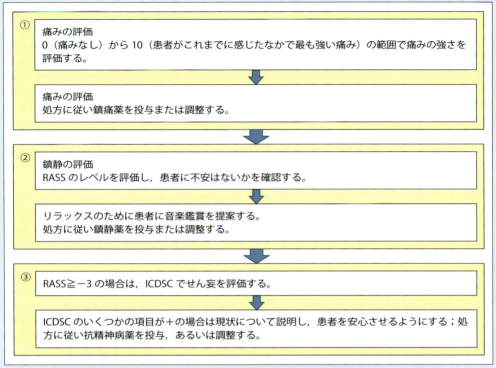

図1 薬理学的せん妄予防プロトコルの一例（文献❶より和訳・引用，一部改変）

取り入れることが必要である。また，薬剤に起因するせん妄を予防するためにも，原因の除去と非薬理学的介入を基盤とし，必要に応じて抗精神病薬の投与を行う。鎮痛・鎮静薬，抗精神病薬については，有効性の根拠と副作用を踏まえて処方することが重要である。

（茂呂悦子）

■文　献

❶ Skrobik Y, Ahern S, Leblanc M, et al. Protocolized intensive care unit management of analgesia, sedation, and delirium improves analgesia and subsyndromal delirium rates. Anesth Analg 2010；111：451-63.

❷ Ouimet S, Riker R, Bergeron N, et al. Subsyndromal delirium in the ICU：evidence for a disease spectrum. Intensive Care Med 2007；33：1007-13.

CQ 28 ICU患者のせん妄発症を防止するために，ハロペリドールや非定型抗精神病薬の予防投与を行うべきか？

論点
- せん妄に対してしばしば用いられるハロペリドールが，せん妄の予防にも有効なのか？
- 定型抗精神病薬であるハロペリドールと同様に，非定型抗精神病薬でもせん妄が予防できるのか？

A 28 ICUせん妄発症を予防する薬物療法の有効性に関するエビデンスは少ない。

① 非定型的抗精神病薬の予防投与は行わないことを提案する（−2C）。
② ハロペリドール投与がICU患者のせん妄発症を予防するとは言えない（0，C）。

解説　ICUにおけるせん妄予防のためのハロペリドールや非定型抗精神病薬の使用に関する研究報告は少ない。人工呼吸患者を無作為にハロペリドール，ジプラシドン，プラセボに割り付け，6時間ごとに14日間投与した結果，3群間にせん妄フリー日数，人工呼吸器フリー日数，入院期間，死亡率のすべてに有意差はなかった[241]。一方，1日投与量を3 mg以下とした少量のハロペリドール予防投与の報告が2つある。心臓を除く腹部・胸部手術後の高齢患者を対象に，ハロペリドール0.5 mgをボーラス投与後0.1 mg/hrで12時間維持した報告では，7日以内のせん妄発症率は，プラセボ群で23.2％，ハロペリドール群で15.3％と有意差を認めた[242]。また，PRE-DELIRICモデル＊でせん妄予測50％以上，認知症・アルコール依存症の病歴のあるハイリスク患者を対象に，8時間ごとに1 mg（80歳以上には0.5 mg）をICU入室後24時間まで静脈内投与した報告では，施行前に比べ有意にせん妄の発症は減少，せん妄フリー日数は延長した[243]。

＊CQ23 参照

ガイドラインのポイント・注意点

Girardらの研究では，従来，重症患者に一般的に用いられてきたハロペリドールの有効性について非定型抗精神病薬のジプラシドンと差がなかったばかりか，プラセボとの比較ですら有意差が認められなかったことを明らかにしている。また，Wangらの研究では，ハロペリドールの予防投与によりせん妄の発症は有意に減少したと報告しているが，APACHE Ⅱスコアがハロペリドール群8.70±3.00，プラセボ群8.55±2.79と低いため，重症患者にこの結果を適応するのは妥当とはいえない。van den Boogaardらの研究でもハロペリドールの予防投与の有効性を示しているが，単施設での前後比較調査であるため，エビデンスレベルとしては低い。

ガイドライン後のエビデンスの追加

ICU患者におけるせん妄の予防や治療としての薬理学的介入に関するシステマティックビューと，ハロペリドールのせん妄予防および治療の有効性に関するシステマティクレビューの2つの論文では，ハロペリドールのせん妄発症予防あるいは重症化予防における有効性を示唆しているが，外的妥当性の不足やプラセボを用いた研究が含まれていないためエビデンスレベルは低いと結論付けている[1,2]。

また，亜症候性せん妄の予防を目的にハロペリドール1 mgあるいはプラセボを6時間ごとに投与し比較した二重盲試験の研究では，せん妄の発症率，せん妄あるいは昏睡フリーの日数などに有意差はなかったと報告している[3]。

ガイドラインの応用例

せん妄に対する薬理学的介入では，神経伝達物質の不均衡によって生じる神経精神症状をターゲットに非定型抗精神病薬が用いられる。さらに，非薬理学的介入ではコントロールできない危険行動，不穏などに対して用いられる鎮痛・鎮静薬なども含まれる。

わが国で使用可能な非定型抗精神病薬には，リスペリドン，クエチアピン，ペロスピロン，オランザピン，アリピプラゾール，ブロナンセリン，クロザピン，パリペリドンがある。しかし，ハロペリドールと同様に，これら非定型抗精神病薬の重症患者のせん妄予防や治療に関する有効性は明らかにされていない。したがって，副作用を回避するためにも予防投与ではなく，せん妄を発症した場合に，可能であれば精神科医とも連携し薬剤を選択・処方することが望まれる。

現在，重症患者のせん妄期間の短縮を主要評価項目とした薬理学的介入のシステマティックレビューが行われており，そのプロトコルも公開されている[4]。ハロペリドールや非定型抗精神病薬による介入効果も検討対象に含まれており，その結果が待たれる。

(茂呂悦子)

■文 献

❶ Serafim RB, Bozza FA, Soares M, et al. Pharmacologic prevention and treatment of delirium in intensive care patients：A systematic review. J Crit Care 2015；30：799-807.
❷ Schrijver EJ, de Graaf K, de Vries OJ, et al. Efficacy and safety of haloperidol for in-hospital delirium prevention and treatment：A systematic review of current evidence. Eur J Intern Med 2016；27：14-23.
❸ Al-Qadheeb NS, Skrobik Y, Schumaker G, et al. Preventing ICU subsyndromal delirium conversion to delirium with low-dose IV haloperidol：A double-blind, placebo-controlled pilot study. Crit Care Med 2016；44：583-591.
❹ Burry L, Mehta S, Williamson DR, et al. Pharmacological interventions for the treatment of delirium in critically ill patients（protocol）2015；.www.cochranelibrary.com.

CQ 29 ICU患者のせん妄を防止するためにデクスメデトミジンを予防的に使用すべきか？

論点
- ベンゾジアゼピン系鎮静薬は成人ICU患者のせん妄発症に関連したICUの治療関連因子である。
- 高用量のデクスメデトミジンとベンゾジアゼピン系鎮静薬を比較した臨床研究では、デクスメデトミジンのせん妄予防効果が報告されている。
- デクスメデトミジンのせん妄予防効果はデクスメデトミジンに内在する効果の結果か、ベンゾジアゼピン系鎮静薬の使用回避の結果かは不明である。

A 29 デクスメデトミジン単独の鎮静でICU患者のせん妄を防止できるかについてはわからない。

わが国で承認された投与量でデクスメデトミジンをICU患者のせん妄予防目的に使用すべきかについては不明である（0, C）。

解説　鎮静薬の種類の違いによるICUせん妄の予防効果を比較検討した二重盲検RCTが2つある。1つはベンゾジアゼピン系ロラゼパム（日本では注射薬未発売）とデクスメデトミジンの比較[244]、もう1つはミダゾラムとデクスメデトミジンを比較したものである[150]。$α_2$受容体アゴニストのデクスメデトミジンは従来の鎮静薬（GABA受容体アゴニスト）と異なる利点を有していることからせん妄予防効果が期待されたが、デクスメデトミジンはロラゼパムと比較してせん妄フリー日数については有意差が得られなかった[244]。一方、ミダゾラムとの比較では、せん妄の発症率がデクスメデトミジンで54%、ミダゾラムで77%とデクスメデトミジンで有意に少なかった[150]。

同様の鎮静薬の比較研究はヨーロッパでも行われ、プロポフォールとの比較では、デクスメデトミジンで有意にせん妄の発症が減少した[149]。しかし、いずれの研究でもデクスメデトミジン投与量が1.4μg/kg/hrと日本では未承認の高用量まで使用していることから、わが国承認の範囲内でデクスメデトミジンにより他の鎮

静薬に優る効果が得られるかは不明である。

ガイドラインのポイント・注意点

　デクスメデトミジンのわが国で認可されている使用法は，6μg/kg/hrの速度での10分間静注（初期負荷投与）とそれに続く0.2〜0.7μg/kg/hrの維持投与である。海外での他の鎮静薬との比較試験が最大1.5μg/kg/hrまで投与可能としているためデクスメデトミジンの優位性をそのままわが国で受け入れるわけにはいかない。そこで，デクスメデトミジンの優位性よりベンゾジアゼピン系鎮静薬の劣性（せん妄発症に関連したICUの治療関連因子）をいうにとどめた。したがって，人工呼吸中の成人患者に鎮静薬を投与する場合には，プロポフォールやデクスメデトミジンのような非ベンゾジアゼピン系鎮静薬が，ミダゾラムのようなベンゾジアゼピン系鎮静薬より患者アウトカムを改善させる可能性があることから，ベンゾジアゼピン系を第一選択とすることは避け，投与する場合も可能な限り投与量を減らす必要があると考えられる。

ガイドライン後のエビデンスの追加

　単施設のbefore-afterスタディであるが，現実に即した興味深い報告がある[1]。後期では前期に比較し，ミダゾラムの使用が減少し，反対にデクスメデトミジンの使用が有意に増加した。非ベンゾジアゼピン系鎮静薬の使用が減った後期に人工呼吸日数，気管切開の割合は減ったが，せん妄の発症（81% vs 93%）とせん妄日数は有意に増加した。一見矛盾するような結果であるが，せん妄の評価は鎮静中断後に行われているわけでなく，RASS −3以上で行われており，せん妄の発症率が前後期通じて高く，それでいて人工呼吸日数は減少しており，せん妄の悪影響は認められなかった。

ガイドラインの応用例

　ベンゾジアゼピン系鎮静薬を使用せざるを得ない深い鎮静を余儀なくされる場合を除き，プロポフォールまたはデクスメデトミジンの非ベンゾジアゼピン系鎮静薬を使用する。デクスメデトミジンの国内最大認可量0.7μg/kg/hrを超えなければ目標鎮静レベルを維持できない場合には，プロポフォールを併用し，その投与量を調節し，目標鎮静レベルに近づけるとよい。同時に痛みの管理が適切に行えているか，フェンタニルなどの麻薬の投与が必要でないかを検討する。

（鶴田良介）

文献

[1] Skrupky LP, Drewry AM, Wessman B, et al. Clinical effectiveness of a sedation protocol minimizing benzodiazepine infusions and favoring early dexmedetomidine：a before-after study. Crit Care 2015；19：136.

5. せん妄の治療

CQ 30 成人ICU患者のせん妄期間を短縮する有効な薬物治療はあるか？

論点
- これまでにICU患者のせん妄発症を皆無にする方法がないために，せん妄期間を短縮するというアウトカムがしばしば用いられる。
- ICUでのせん妄期間を短縮するとICU生存退室後の長期認知機能障害を軽減できると考えられている。
- これまでにさまざまな薬物がせん妄期間短縮のために用いられてきたが，まだガイドラインで推奨するものはない。

A 30 成人ICU患者のせん妄期間を短縮する有効な薬物治療に関する報告は数えるほどしかない。

成人ICU患者のせん妄期間を短縮する有効な薬物治療に関するデータは少ない（0，C）。

解説　非定型抗精神病薬とコリンエステラーゼ阻害薬の使用報告がある。コリン系の伝達障害はせん妄発症に重要な役割を持つと考えられている。心臓術後の高齢者に経口でコリンエステラーゼ阻害薬のリバスチグミンを短期間予防的に投与することでせん妄の発症を減少させるか検証したが，リバスチグミンはせん妄の予防効果を示さなかった[245]。また，ハロペリドールが必要なICUせん妄患者（ICDSC≧4，経腸栄養可能）にプラセボまたはクエチアピンを計画投与し，クエチアピンの効果と安全性を比較検討した小規模な臨床試験[246]では，クエチアピンは最初のせん妄の消失までの時間，せん妄の持続時間，不穏の時間が有意にプラセボより短かったが，統計学的検出力は明らかに不十分で，明確な結論を導くには至っていない。

ガイドラインのポイント・注意点

ICUでのせん妄期間を短縮させるかどうかの比較対照試験では，介入試験を行うにあたり1日あたり数回（例えば，各勤務帯ごとに加え随時），せん妄評価を行う必要がある。すなわち，検証されたせん妄評価ツール（CAM-ICUまたはICDSC）を用いずにせん妄を主観的に診断した場合，1日1回しか評価しなかった場合にはせん妄を過小評価するおそれがある。これらの準備が整った限られた施設で非定型抗精神病薬とコリンエステラーゼ阻害薬の検証が行われたが，いずれもせん妄期間を短縮するには至らなかった。

ガイドライン後のエビデンスの追加

せん妄期間の短縮ではなく，せん妄発症の予防効果に関してスタチンの報告が2報ある[1,2]。スタチンは重症患者の脳に対し，抗炎症作用，血管内皮機能の増強，抗凝固作用，神経保護効果（NMDA受容体を介する）などのたくさんの多面的効果をもつと考えられている。英国からの報告は7ヵ月間の単施設前向きコホート研究で，すべてICU入室前に処方されていた患者で除外基準なく行われた。前夜のスタチン投与はせん妄発症なしのオッズ比を2倍にした[1]。一方，米国からの報告では，3年3ヵ月の2施設前向きコホート研究で，急性呼吸不全またはショック（心原性・敗血症性）を有する患者が対象であった（55％の患者に初日に敗血症あり）。入室前のスタチン処方の有無にかかわらず研究に組み込まれ，処方なしの患者に対し新たなスタチン投与が開始され，入室前の処方ありの患者では，スタチンが中断されることもあった。スタチン投与はせん妄を減少させた[2]。初日に敗血症のある患者ではその効果は顕著であったが，敗血症のない患者ではその効果を認めなかった。スタチン中断はせん妄の増加と関連していた。

ガイドラインの応用例

非定型抗精神病薬やコリンエステラーゼ阻害薬はこれまでのところ成人ICU患者のせん妄期間を短縮させるとはいえない。非定型抗精神病薬は過活動型せん妄を発症した際にその症状を緩和させるために用いられる傾向がある。

スタチンの投与については，まだ報告が少なくそのまま受け入れることはできないが，ICU入室前にスタチンが処方されていた患者に対し，胃管を使ってなるべく早期にスタチン投与の再開をはかり，スタチン中断期間を減らす努力はしてもよいのではないかと思われる。

（鶴田良介）

文 献

1. Page VJ, Davis D, Zhao XB, et al. Statin use and risk of delirium in the critically ill. Am J Respir Crit Care Med 2014；189：666-73.
2. Morandi A, Hughes CG, Thompson JL, et al. Statins and delirium during critical illness：a multicenter, prospective cohort study. Crit Care Med 2014；42：1899-909.

CQ 31

人工呼吸管理中の成人 ICU 患者で，せん妄に対して鎮静薬の持続静注投与が必要である場合，せん妄の期間を短縮させるためにベンゾジアゼピン系よりデクスメデトミジンのほうが望ましいか？

論点
- ベンゾジアゼピン系鎮静薬は成人 ICU 患者のせん妄発症に関連した ICU の治療関連因子である。
- 人工呼吸管理中の成人 ICU 患者で，せん妄に対して鎮静薬の持続静注投与が必要である場合，そのせん妄は過活動型せん妄である可能性が高い。
- せん妄に対して鎮静薬の持続静注投与が必要である場合，せん妄の期間を短縮させるためにベンゾジアゼピン系よりデクスメデトミジンのほうが望ましいとはいえない。

A 31

人工呼吸中の成人 ICU 患者で，せん妄に対して鎮静薬の持続静注投与が必要である場合，せん妄の期間を短縮させるためにデクスメデトミジンが，ベンゾジアゼピン系鎮静薬より優れているかはわからない。

人工呼吸管理中の成人 ICU 患者で，せん妄に対して鎮静薬の持続静注投与が必要である場合，せん妄の期間を短縮させるためにわが国で承認された投与量でのデクスメデトミジンが，ベンゾジアゼピン系鎮静薬より望ましいかは不明である (0, C)。

解説　海外で行われたデクスメデトミジンの臨床研究はわが国での承認許容量 0.7 µg/kg/hr の 2 倍まで使用されている[149), 150), 244)]。

一方，後方視的研究であるが，デクスメデトミジン 0.6µg/kg/hr までの使用で，心臓手術後 24 時間未満の投与でデクスメデトミジンが死亡率，せん妄を含む合併症を有意に減少させる報告が 1 つ発表された[247)]。しかし，この研究ではせん妄の診断に検証されたツールを用いておらず，低活動型せん妄を検出していないと考えられる。

ガイドラインのポイント・注意点

　ICU患者の不穏に対し，しばしば鎮静薬が必要になる。ICUにおける不穏の原因として最も多いのがせん妄であり，この状態を過活動型せん妄という。わが国では，ミダゾラム，プロポフォール，デクスメデトミジンの3種類の鎮静薬が持続静注として用いられるが，ベンゾジアゼピン系鎮静薬のミダゾラムはせん妄の危険因子であるため使用を控えるか，使用量を減らすほうが望ましいという考え方もある。しかし，この反対に，「せん妄の期間を短縮させるためにベンゾジアゼピン系よりデクスメデトミジンのほうが望ましいか」という問いには明確なエビデンスをもっての回答はない。

ガイドライン後のエビデンスの追加

　Shehabiらは3つのシリーズ化した論文で，早期からの深鎮静が臨床アウトカムに与え得る悪影響について論じてきた[1~3]。その際，「RASS －2～＋1を浅い鎮静」，「－3～－5を深い鎮静」，「＋2～＋4を不穏」，「CAM-ICUによるせん妄評価を浅い鎮静のとき（RASS －2～＋1）のみ施行」，「早期深鎮静をICU入室48時間のRASS －3～－5」と定義した。前二者の観察研究から早期深鎮静は抜管までの時間，院内死亡，180日死亡の独立した予測因子であったが，48時間後のせん妄出現とは無関係であった[1,2]。早期ICU鎮静の介入のパイロット研究〔Early Goal-Directed Sedation（EGDS）〕では，6つのICUで無作為化比較試験が行われた[3]。EGDSではデクスメデトミジンを中心とした鎮静薬がRASS －2～＋1を目標に投与され，標準鎮静ではプロポフォールおよび/またはミダゾラムを中心とした鎮静薬が投与された。なお，EGDSではベンゾジアゼピン系鎮静薬の使用は許されず，1日1回鎮静中断を行わなかった。EGDS（21人）と標準鎮静（16人）で患者背景に違いはなかったが，EGDSのほうが有意にプロポフォールの使用，身体拘束の必要が少なかった。しかし，せん妄フリー日数に違いはなかった。

ガイドラインの応用例

　長期鎮静または深い鎮静の場合，ミダゾラムが適している。短期鎮静（48時間未満），浅い鎮静，頻回の神経学的評価を要する場合，プロポフォールまたはデクスメデトミジン，または両者の併用が適している。デクスメデトミジンはより生理的な睡眠を誘導し，呼吸抑制が少なく，抗コリン活性がなく，せん妄の出現しにくい傾向のある鎮静薬である。ただし，せん妄の期間を短縮させるためにベンゾジアゼピン系よりデクスメデトミジンのほうが望ましいとはいえない。

（鶴田良介）

▌文　献
① Shehabi Y, Bellomo R, Reade MC, et al. Early intensive care sedation predicts long-term mortality in ventilated critically ill patients. Am J Respir Crit Care Med 2012；186：724-31.
② Shehabi Y, Chan L, Kadiman S, et al. Sedation depth and long-term mortality in mechanically ventilated critically ill adults：a prospective longitudinal multicentre cohort study. Intensive Care Med 2013；39：910-8.
③ Shehabi Y, Bellomo R, Reade MC, et al. Early goal-directed sedation versus standard sedation in mechanically ventilated critically ill patients：a pilot study. Crit Care Med 2013；41：1983-91.

【付記】せん妄に関する日本語文献のまとめ

　　海外に比べるとアルコール多飲に関連したICUせん妄の報告は少ない。しかし，工藤らの報告[248]は日本人のアルコール多飲とICUせん妄の関連を述べている点で特筆すべきである。単施設前向き観察研究で，1日アルコール摂取量25g以上の患者はせん妄を発症しやすいことが判明した。今後の多施設研究あるいは臨床研究での取り上げるべき因子と思われる。

　　その他，近年，わが国から発表された論文の多くに重大な問題点があることを指摘する。1つ目は，せん妄と不穏を混同して用いている点である。著者らが「せん妄」と示している状態が実は「不穏」も含んでいる[249,250]，あるいは「せん妄」「不穏」「興奮状態」を並記し，これらを1つの関連病態として取り上げたものもある[251]。2つ目は，せん妄を定義する際に過活動型せん妄のみを捉えている点である。ルート類の自己抜去，幻視，幻聴，つじつまの合わないことをしゃべるなどの陽性所見のみをもってせん妄と診断しているもの[252,253]，またはICU医師が精神科医師にコンサルトしてきた患者を対象としているものもある[254]。以上の2点の問題は，そもそもICUせん妄の診断をあいまいなままに許容してきたことに起因している。今後のICUせん妄の診断には，検証されたツールを用いるか，診断に精神科医が立ち会うなどの一定の条件が必要である。

　　看護学領域においてもCAM-ICUやICDSCなどクリティカルケア領域での検証がなされたツールを用いた論文は見当たらず，概して「せん妄」と「不穏」の混同や，せん妄の評価を一般的な臨床徴候だけでなく，過活動型せん妄の特徴的な興奮や安静保持困難，カテーテル類の自己抜去といった安全管理・診療管理上の問題に関連しやすい症状を基準にしているという問題がある[255-257]。看護師のせん妄に対する認識やケアの実施状況に関する報告はあるが，検証されたツールを用いて評価する重要性に言及した論文は見当たらない[258-260]。また，せん妄の発症・誘発要因に関する論文が多く，石光ら[256]はせん妄を前駆症状から評価するツールの開発に取り組んでいることから，看護学領域においては診断よりもせん妄の徴候を捉える感度の高い，あるいは，せん妄のリスク評価が可能なツールが求められていると推察する。しかし，早期発見のためのツールの開発やケア効果の検証という課題を達成するには，今後，看護研究においても，ICUせん妄に対して検証されたツールを用いるか，診断に精神科医が立ち会うなどの一定の条件が必要である。

IV 早期離床を目指したICUでのリハビリテーション

CQ 32 ICUにおいて，せん妄の発現抑制あるいは期間短縮を目的に早期リハビリテーション介入を行うべきか？

論点
- せん妄の予防に早期リハビリテーションがなぜ有用なのか？
- 重症患者に早期リハビリテーションは実施できるのか？
- 早期リハビリテーションは危険ではないのか？

A 32 現時点でICUせん妄に対して有効性が示されているものは，早期リハビリテーションのみである。

せん妄の発症や期間を減少させるために早期からのリハビリテーション介入を推奨する（＋1B）。

解 説 　せん妄の発現頻度や期間を減少させるために，遂行可能であれば早期からの積極的な離床（座位，立位，歩行練習など）や四肢や体幹の運動（早期離床と運動を総称して early mobilization という）を中心としたリハビリテーションを実施することが推奨される。Early mobilization の積極的適用は，ICU 患者においてせん妄の発症や期間の減少，日常生活活動（activities of daily living, ADL）の早期獲得，さらには人工呼吸フリー日数の増加，ICU 入室期間および入院期間の短縮，医療費の軽削減に有用であることが示されている[156), 157)]。これは鎮静プロトコルに基づき，不必要な鎮静薬投与を減らすことで患者の覚醒と体動および離床が促進された結果，せん妄患者の割合が減少したという好循環によるものである。

　このような早期リハビリテーションは，せん妄の予防や管理の観点にとどまらず，長期安静臥床による重症患者の廃用症候群や ICU-acquired weakness（ICU-AW）の予防と速やかな対応，ADL の早期獲得を図ることで，患者の長期的身体機能予後を改善させるためにも重要である。

　早期リハビリテーションの安全性に関して，有害事象は 1～16%[261), 262)] と報告されている（Table 15）。これらのほとんどは身体運動に伴う生理学的変化として予測できる範疇の事象であり，いずれも特別な処置を要さなかったとされてい

る。したがって，ICU における早期離床および運動療法の安全性は比較的高いと考えられるが，実際の運用にあたってはモニタリングや環境整備，転倒・転落予防や急変時の対応などに十分な注意を払う必要がある。

　Early mobilization を中心とした身体機能に対するアプローチに加えて，認知機能に対する介入も試みられている[268), 269)]。しかし，これらの報告では早期認知機能回復療法として見当識，記憶および注意に関するトレーニングを early mobilization と併用して実施するプログラムの遂行性と安全性は良好であったものの，認知機能や健康関連 quality of life（QOL）は 3 ヵ月後のフォローアップでは介入群の優位性は示されなかった。対象者の選別，トレーニングの頻度などの課題が残されている。

Table 15　ICU における早期リハビリテーションの安全性に関するサマリー

報告者	対象	有害事象
Bailey, 2007[261)]	4 日間以上の人工呼吸管理を要した呼吸不全患者 103 例	1,449 回のセッションで実施中の有害事象は 14 イベント（＜1％）で，膝折れによる転倒（5 イベント），SpO_2 低下＜80％（3），sBP＜90 mmHg（4），sBP＞200 mmHg（1），NG tube 抜去（1）。全体として重篤な悪影響が生じたものはなかった。
Morris, 2008[263)]	人工呼吸管理を要した急性呼吸不全患者 330 例	介入群 135 例のうち 116 例（80％）で入院期間中，638 の PT セッションを受けた。全体として重篤な悪影響が生じたものはなかった。
Burtin, 2009[264)]	最低 7 日間以上の ICU 在室が予測される重症患者 90 例	合計 425 サイクリングセッションのうち，重篤な有害事象は認めず。16 セッション（＜4％）で SpO_2 低下＜90％ または高血圧のために中止。介入群の脱落者は 3 例で内訳はアキレス腱断裂（1），循環呼吸状態不安定（2）。
Schweickert, 2009[158)]	ICU にて人工呼吸管理が行われ入院前の生活が自立していた患者 104 例	498 回の PT/OT セッションのうち SpO_2 低下＜80％（1％），橈骨動脈ライン抜去（1），19 セッション（4）で治療の中断を認め，その原因のほとんどが人工呼吸器との非同調の問題。全体として重篤な悪影響が生じたものはなかった。
Pohlman, 2010[262)]	ICU にて早期からの理学・作業療法を受けた人工呼吸患者 49 例	PT/OT セッションの中断理由は SpO_2 低下＞5％（6％），心拍数上昇（4），人工呼吸器との非同調（4），不穏・不快感（2），接続機器の外れ（＜1）。全体として重篤な悪影響が生じたものはなかった。
Needham, 2010[157)]	4 日間以上の人工呼吸管理を要した呼吸不全患者 57 例	介入プログラム施行前は 210 PT/OT 治療セッションで有害事象なし，施行中は 810 セッションで 4 件（直腸，経管栄養チューブのずれ）。全体として重篤な悪影響が生じたものはなかった。
Garzon-Serrano, 2011[265)]	外科系 ICU に入室する連続する重症例 63 例	いずれも有害事象は認めなかった。
Damluji, 2013[266)]	内科系 ICU で早期リハビリテーション介入を行った 101 例	253 回の介入セッション（合計 210 ICU days，立位または歩行 23％，座位 27％，仰臥位でのサイクルエルゴメータ 12％，ベッド上運動 38％）でカテーテルに関連する有害事象は 0％（静脈カテーテルにおいて 95％ CI の上限 2.1％）
Camargo Pires-Neto, 2013[267)]	人工呼吸管理中の呼吸不全患者 19 例	他動的サイクルエルゴメータ 20 分間の実施中の臨床的有意な有害事象なし。軽微な影響は頻呼吸など 2 例のみで，いずれも循環動態には影響せず。

NG tube（nasogastoric tube, 経鼻胃管），PT（physical therapy, 理学療法），OT（occupational therapy, 作業療法）。

ガイドラインのポイント・注意点

　早期リハビリテーションを積極的に実施することで，せん妄の発症，過鎮静，入院およびICU在室期間の有意な減少ならびに人工呼吸フリー期間の増加が認められている。これらの結果は，早期リハビリテーションがICU患者において有害とはならず，せん妄の発症や期間の減少，ICUおよび入院期間の短縮，医療費の軽減に有用である可能性を示している。早期リハビリテーションのなかでも患者自らが能動的に離床や運動（early mobilization）を実施することが重要であるが，そのためには鎮静を浅くする，あるいは中断することが不可欠となる。鎮静薬投与量を減らすことで離床が進み，せん妄のリスク因子を軽減するという好循環が形成されたことがその作用機序であるといえる。

ガイドライン後のエビデンスの追加

　早期リハビリテーションを含む複数の介入手段によって構成される非薬理学的介入がせん妄の発生予防に及ぼす影響について，システマティックレビューが公表されている[1]。その結果として，これらの介入はせん妄の発生インシデントとそれに伴う患者アウトカムへの悪影響などに対して良好な効果（転倒の予防，入院期間の減少傾向）が示された。早期リハビリテーションはせん妄の発現予防と早期改善に有用な手段として確立されつつある。

（神津　玲）

文献

[1] Hshieh TT, Yue J, Oh E, et al. Effectiveness of multicomponent nonpharmacological delirium interventions: a meta-analysis. JAMA Intern Med 2015；175：512-20.

CQ 33 ICUにおいて早期リハビリテーション介入を安全かつ効果的に進めるためにはどうしたらよいか？

論点
- リハビリテーションは何を目安に開始してよいのか？
- リハビリテーションをベッド上練習から離床を進めていくまでの順序や目安はどのようにするのか？
- 離床を進めるときに注意することはどのようなことか？

A 33

原疾患の安定および呼吸と循環動態の安定が得られたらリハビリテーションは開始できる。患者の覚醒や協力可能な程度，またモニタ所見や自覚症状，筋力などの残存機能の程度により他動運動から自動運動へと進めていく。

早期リハビリテーション介入は，すべてのICU患者（特に人工呼吸管理の長期化が予想される患者）に適応があり，全身状態の安定が得られたら速やかに早期離床および運動療法（early mobilization）を開始することを推奨する（+1B）。ベッド上での四肢の他動運動から自動運動へ，受動座位から端座位，立位，可能であれば歩行へと進める。

解説　早期リハビリテーション介入の主体は離床と運動療法であり，その主たる目的はせん妄の発症や期間の減少，およびICU-AWの予防である。さらに，運動機能の維持改善によるADLの早期再獲得と自立，それによって良好な経過で患者をICUから退室させることを目指す。

ICUにおける重症患者を対象とした早期リハビリテーションの介入手段は，他動運動と自動（能動）運動に大別でき，中等度から深い鎮静下（RASS −3〜−4）や意識障害の合併例では前者を，覚醒あるいは軽度の鎮静状態（理想的にはRASS 0〜−1，ただし+1および−2でも適用不可能ではない）では後者を適用する。他動運動では，患者の四肢（可能であれば頸部や体幹）の関節を他動的に動かし（関節可動域, range of motion, ROM練習），骨格筋を十分に伸張することで不動に伴う骨格筋や軟部組織の短縮化や関節拘縮を予防する。

自動運動には四肢および体幹の自発的および抵抗運動（骨格筋の収縮に対して抵抗を加えることで収縮強度を高め筋力の増強を期待する，いわゆる筋力トレー

ニング），さらには座位保持，起立・立位，足踏み，（車）椅子への移乗や歩行も含まれる[157),270)]。いわゆる mobilization とはこのような自動運動の総称を意味している。患者が能動的に動く，または筋力トレーニングを行うことで筋力低下予防や増強，基本動作の獲得を図る。このような早期リハビリテーションを進めていく上で，適切な鎮痛のもとで鎮静を最小限にしなければ，自動運動による介入を行うことは不可能である。

　自動運動は神経学的評価も兼ねて，四肢の筋力や関節可動性を評価することから開始する。実施の際には，モニタ所見や自覚症状，患者の努力や協力度などの反応を評価する。離床は端座位，起立・立位保持，さらには足踏み練習へと進める。座位，立位では血圧低下や頻脈，SpO_2 低下など呼吸循環動態へ影響が出現しやすくなるとともに，ラインやチューブの抜去，さらにはベッドからの転落や転倒などの有害事象の発生防止に注意する。加えて，多くのスタッフによるサポートが必要である。リハビリテーション介入のステップアップに関するコンセンサスは確立されておらず，前述の反応に加えて動作の安定性や実施後の全身状態への影響なども加味しながら個々の患者の状態にあわせて進めているのが実状である。

ガイドラインのポイント・注意点

　ICU でのリハビリテーションは ICU 入室の原因となった疾病が安定し，循環動態と呼吸状態も安定すれば開始可能となる。しかし，循環動態の安定をどの程度の循環補助薬を使用している状態か，呼吸状態の安定をどの程度の人工呼吸器設定であれば安定とするか，という点は明確にはされておらず，各医師の判断によるところになっている。また，実施に際してはリハビリテーション中のモニタリングが重要となり，何か生じた場合はすぐに対応できる環境が望ましい。

　リハビリテーションの実施内容は他動的な運動と能動的な運動がある。患者がリハビリテーション時に覚醒し協力が得られれば（概ね RASS ＋1 〜−1（−2）の範囲）能動的な練習は可能となり，モニタ所見，疼痛，その他症状が許容すれば端座位，離床を進めることが考えられる。一方，十分な開眼が得られず指示への応答が困難な場合（概ね RASS −2 〜−3 以下）はベッド上での運動や他動的な座位練習の実施になる。

　リハビリテーションを行う場合は疼痛も評価する。例えば，リハビリテーション実施前に NRS での評価で 3 より上の値（NRS＞3）であれば鎮痛をはかり，再評価をして鎮痛したことを確認し離床を実施する。座位や動作時には安静時より疼痛が増加するため，その際にも NRS などの疼痛評価を行い疼痛増加への配慮をしながら離床を進めていく。

ガイドライン後のエビデンスの追加

　ガイドラインでは早期からリハビリテーションを開始することを推奨しているが，

ICU入室患者へ早期リハビリテーションを行う際に阻害因子があるとの報告がある。これらは鎮静の影響，心血管系や中枢神経系の不安定さ，また，人工呼吸器装着や挿管チューブがあることなどが挙げられている[1]。早期リハビリテーションが必要で導入していく流れではあるが，プロトコルやチーム教育などを必要としている。

ガイドラインの応用例

　ガイドラインではすべてのICU患者にリハビリテーションの適応がある，としているが，離床に際しては，患者個別にみると制限がかかる場合もある（例えば，骨盤骨折や脊椎骨折，脳血管障害発症後など）。当日リハビリテーションの実施前に医師へ活動してよい範囲を確認することが必要である。また，離床の実施にあたり有害事象の予防に努める。離床時は患者の身体介助，点滴やドレーンチューブ，人工呼吸器などのライン類，モニタリングや患者アセスメントなど同時に多くのことが求められるので，必ず看護師と理学療法士など複数のスタッフで行うようにする。このように行うことで安全性を確認しながら実施することになる。

（鵜澤吉宏）

文　献

[1] Harrold ME, Salisbury LG, Webb SA, et al. Early mobilisation in intensive care units in Australia and Scotland：a prospective, observational cohort study examining mobilisation practises and barriers. Crit Care 2015；19：336.

CQ 34 ICUにおいて早期リハビリテーション介入を安全かつ効果的に進めるために，リハビリテーション専門職種の積極的関与が必要か？

論点
- 早期リハビリテーションはどの医療スタッフによって，どのように行われるべきか？
- 理学療法士を中心としたリハビリテーション専門職種の関与が難しい。
- どのようにリハビリテーションチームを構築すればよいのか？

A 34 リハビリテーション専門職種には，ICUをも活躍の場として広げることが期待されている。

早期リハビリテーション介入を安全かつ効果的に進めるためには，ICUにおいてもリハビリテーション専門職種である理学療法士（physical therapist, PT），作業療法士（occupational therapist, OT）の積極的関与が必要である (B)。

解説　リハビリテーションにはさまざまな治療介入手段があり，運動療法および温熱や電気刺激などの物理療法を中心として歩行などの基本的動作能力の改善や運動機能の向上を図る理学療法，作業活動を通じて日常生活動作（食事，排泄，整容，更衣など）の獲得や自立を促すとともに精神心理・認知障害の評価や介入を行う作業療法，言語・聴覚および摂食・嚥下機能の改善を目指す言語聴覚療法などによって構成され，患者の障害特性に応じて上記を組み合わせた包括的アプローチが行われる。これらの治療介入手段を実施する専門職種をそれぞれ，PT，OT，言語聴覚士（speech language-hearing therapist, ST）という。

ICUにおける早期リハビリテーションを安全かつ効果的に進めていくためには，PTやOTなどのリハビリテーション専門職種の積極的関与は必要不可欠であり，チーム医療として推進すべきである[157),158)]。さらに，最近ではICU関連摂食・嚥下障害についても注目されており，STによる介入の必要性も示されている[271)]。

PT，OT，STがICUにおけるリハビリテーションを安全かつ効果的に進めるた

めには患者の病態や管理に精通することが求められ，その能力を高めるための知識や技術の獲得と向上が必要である。しかし，わが国のICUにおいて，どの程度PT，OT，STが日常的かつ専門的に関与しているかは明らかになっていない。ICUにおける早期リハビリテーション介入が比較的新しい領域であることを考えると，未だ多くの施設でPT，OT，STがICUでの介入に関わっておらず，患者管理に慣れていないことが推察される。したがって，その関与を高めるためには，リハビリテーションスタッフの教育が重要かつ不可欠であり，マニュアル作成や具体的な臨床トレーニングプログラムの確立が急務である。また，リハビリテーション処方の促進，リハビリテーション医やPTおよびOTのカンファレンス参加などを通してリハビリテーション部門との連携強化を図るべきである。

一方，PT, OT, STの介入を得ることが困難な施設では，どのようなリハビリテーション介入（誰が，何を）が望ましいのかという検討も必要である。

ガイドラインのポイント・注意点

リハビリテーションの介入手段は理学療法，作業療法，言語聴覚療法が主たるものであり，ICUにおける早期リハビリテーションにおいても同様である。

理学療法は，治療中新たに発生する呼吸および運動機能障害の予防と早期改善，基本的身体活動の早期獲得を目的に，ベッド上での他動および自動運動，座位，立位，歩行といった離床を積極的に行うことが主体である。その際には，安全管理や患者介助の面から数名のスタッフによる実施が必要となり，しばしば看護スタッフや臨床工学技士といったスタッフのサポート，協働が必要かつ効果的となる。

作業療法はベッド上での日常生活活動実施の可能性評価，サポート，自助具の利用，環境整備に加えて認知機能障害の評価と介入などが求められる。特に看護スタッフとの情報ならびに問題点の共有と連携が重要である。

また，言語聴覚療法は人工呼吸管理中のコミュニケーション手段の確保と提供，摂食・嚥下機能障害の評価と介入がその役割となり，作業療法介入と同様に日常のケアにも直結する。

しかしながら，それにかかわる専門的なPT，OT，STの体制や介入内容には施設により大きな相違がある。小幡ら[1]が日本集中治療医学会評議員や集中ケア認定看護師を対象に行った全国調査では，リハビリテーションの重要性や必要性の認識は高いながらも，チームとしての多職種連携や協働には多くの課題があることが示されている。

このように早期リハビリテーションとは本来，対象者を包括的に評価し，介入することが不可欠であり，そのような意味でもリハビリテーション専門職種の積極的関与が必要である。担当医，特に看護師がコーディネーターとしてこれら専門職種のかかわりを調整するとともにチームとしての連携，協働を促すことが重要になる可能性が高い。

ガイドラインの応用例

　リハビリテーション専門職種の現行の教育システムでは，卒前ならびに卒後教育においてICUにおける早期リハビリテーションを系統的に学ぶ機会は非常に少なく，臨床現場を通じてトレーニングが行われている現状にある。特に患者の病態とその治療管理，安全管理といった知識は早期リハビリテーションの実施に必要であるが，教育を受ける機会は限られている。各施設での勉強会や研修会などを通じて，本ガイドラインについて教育を受けることがリハビリテーション専門職種にとっては有用な機会になると考えられ，本ガイドラインを通じて鎮痛・鎮静管理の概要や実際を学ぶことの意義は大きい。

（神津　玲）

文献

[1] 小幡賢吾, 山下康次, 横山仁志, 他. ICU領域における, これからの理学療法を考える〜医師・看護師によるアンケートから〜. 第41回日本集中治療医学会学術集会 2014.

V

実践を促すための対策と
睡眠コントロールおよび
非挿管患者への対応

1. ガイドラインの実践を促すための対策と教育

CQ 35 痛み・不穏・せん妄をコントロールするためのプロトコルは有効か？

論点
- 現在多くの診療ガイドラインが発表されているが，実際の臨床現場ではそれらを日常的に応用するのは容易ではないという声がしばしば聞かれる。
- これはガイドラインが大きく診療のあり方を示すものであり，具体的に何をどうするといったマニュアル様式とは異なるためである。
- ガイドラインを実践するには，その内容を翻訳してスタッフに明確に示すツールが必要であり，それが各施設に合わせて作成された「プロトコル」といえる。
- プロトコルの利点は，医師以外の医療スタッフがプロトコルに示された範囲で自立して診療やケアを行うことにより迅速で細やかな医療が提供できることであり，プロトコルを中心に職種の壁を越えたコミュニケーションやアセスメントが実現することである。また，プロトコルにあてはまらない症例では，医師を中心としたカンファレンスを必要とすることになるが，新たなコミュニケーションによる教育効果や困難な症例の経験が医療チームのパフォーマンスを強化することにつながると考えられる。

A 35 ガイドラインに沿ったプロトコルを各施設で作成し，遵守することを推奨する。

患者アウトカムを改善するため，ガイドラインに沿ったプロトコルを各施設で作成し遵守することを推奨する（＋1B）。

解説　プロトコルを導入し実践した場合の有用性については，近年多くの報告がある[240),272)〜276)]。例えばプロトコル導入前後を比較して，Brattebø ら[272)]や De Jonghe ら[273)]は人工呼吸期間や ICU 入室期間の短縮を，また Quenot ら[275)]はそ

れに加えて VAP も減少することを示した。また Skrobik ら[240]はせん妄の発症率に差はないが，30 日死亡率が有意に減少（29.4→22.9%, log-rank test, P=0.009）したと報告した。しかしこれらはいずれも観察研究による前後比較であり，同じ頃オーストラリアで行われた RCT では有意差が認められていない[277),278)]。

　一方プロトコルの内容も以前と比較して徐々に変化している。初期は鎮静薬中心の「催眠優先の鎮静」であったが，痛みの管理の重要性が示されて以来「鎮痛優先の鎮静」が増加し[279)]，最近では結果として浅めの鎮静管理につながっている。またこのようなプロトコルを用いた鎮痛・鎮静管理は患者の満足度を高めるとともに，医療者にも受け入れられやすい管理方法といえる[280)]。しかし米国でさえガイドラインに準拠した鎮痛・鎮静プロトコルを導入・実践している ICU は 60％程度であり[133)]，特に鎮痛管理はまだ十分とはいえず[281),282)]，プロトコルの実践は容易ではない。

　プロトコルの作成に当たっては，本ガイドラインに準拠した内容を盛り込むことが求められる。特に痛みのコントロールと鎮静深度評価を取り入れた浅い鎮静がポイントであり，痛みがあることを前提にした "pre-emptive analgesia" や毎日の鎮静中断，スタッフ間で目標とする鎮静深度を共有することなども含まれる。目標とする鎮痛レベルについては，本ガイドラインで示した痛みレベルの上限を超えないよう，各施設でプロトコルに示すことが望ましい。また継続的なせん妄のモニタリングと予防策も重要である。新しいプロトコルの最も大きな目標は「過鎮静」の回避であり[282)]，開眼，目を合わせる，握手，舌出し，つま先を動かすなどの簡単な従命動作への反応をみれば「うとうとしているが覚醒している」といった適切な鎮静状態が判断できる。このレベルであれば，痛みや不安，呼吸困難，せん妄などの評価がいつでも可能で，リハビリテーションも行いやすい。特にせん妄に対するハロペリドールの有用性に疑問が呈され，「早期離床（early mobilization）」と「運動療法（exercise）」が現在最も有望なせん妄対策となっていることから，これらをプロトコルに取り入れることで ICU 退室後や退院後の ADL の向上，生活の自立，QOL の向上といった長期的患者アウトカムの改善が期待できる[156),157)]。

ガイドラインの応用例

　プロトコルが役に立ちそうであることは理解できても，実際にそれを作成して運用することを考えるとかなり大変そうだと躊躇する読者も多いのではないだろうか。実際，米国ですら PAD guidelines に準じた鎮痛・鎮静のプロトコルを導入・実践している施設は 60％にとどまっている[❶]。プロトコルの導入が困難な理由のひとつには，どのようにプロトコルを作ればよいかわからない，ということがあるようだ。

　施設の実情に合ったプロトコルを作成するには，まずその目的を明確化することで目指すべきゴールをスタッフで共有することが先決である。また，ガイドラインの内

容をすべて網羅することに執着せず，必要な項目に重点をおいて施設の設備・備品・マンパワーに即した内容を設定すると作成しやすい。

例えば，「ICUにおける痛みの評価と緩和」のプロトコルを作成する場合を考えてみると，ゴールは『痛みの評価の日常化』と『鎮痛薬の標準指示』となろう。関連事項として鎮静レベルのコントロール，鎮痛評価法の導入と普及，鎮痛薬の処方と管理，医師・看護師・薬剤師の役割分担などが想定される。プロトコルを紙ベースで運用するか，電子化するかは施設の事情を考慮して決めればいいが，まずは紙ベースのほうが試験運用などに速やかにつなげることができる。図1にこれらの項目を網羅した痛み管理のプロトコルの例を示す。A4版1枚に収まるレイアウトで，それぞれの職種が書き込めるように工夫した。不穏やせん妄の管理についても同様にプロトコルを作成できるので，施設の背景に合わせて手順やそれぞれの職種のかかわり方が理解しやすいものを作成してみてはどうだろうか。

（長谷川隆一）

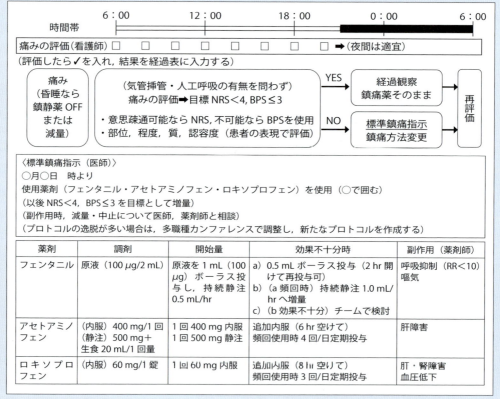

図1　痛みの管理プロトコル（例）

文献

1. Tanios MA, de Wit M, Epstein SK, et al. Perceived barriers to the use of sedation protocols and daily sedation interruption : a multidisciplinary survey. J Crit Care 2009 ; 24 : 66-73.

CQ 36 ガイドラインやプロトコルを教育的・効果的に運用するために有用な取り組み方は？

論点
- ガイドラインやプロトコルを運用するにあたっては，その内容を理解していないと応用が効かず，患者の状態が安定している場合はマニュアル的にただ書かれた通りの業務を行うが，痛みや不穏のレベルが急に変化したりすると対応が遅れてプロトコルの有用性が損なわれることにつながる。
- プロトコルを導入・運用する場合は，プロトコルを作成する段階からガイドラインの内容などをスタッフに教育し，プロトコルの各項目の背景にあるガイドラインの骨子を共有することが重要である。
- 教育を施す側についても，薬剤の効果や副作用，使用方法，麻薬の取り扱いなどは薬剤師から，痛みや不穏の評価方法とその実習は看護師から，自己調節鎮痛用ポンプの取り扱いは臨床工学技士からというように，それぞれの職種が協力してスタッフ教育を行うことで，負担のシェアとより専門的な勉強が実現できる。
- 複数のケアを行う場合に，その実施率を改善するためには，それらをバンドルとして掲示し，定期的に実施率を把握して明示するとよい。

A 36 多職種チームでスタッフ教育や環境整備など多面的に取り組み，複数のケアをまとめた「バンドル」の導入・実施を提案する。

① 多職種（医師，看護師，薬剤師，理学療法士，臨床工学技士など）によるチームを作り，スタッフへの教育・啓発，環境整備，患者の病状評価やプロトコルの運用状況などについて多面的に取り組むことを推奨する（+1C）。

② ガイドラインやプロトコルが示す複数のケアをまとめた「バンドル」を導入・継続し，チェックリストなどを用いて実施率を高めることを提案する（+2B）。

解　説　鎮痛・鎮静プロトコルを実際にどのように導入し，継続するかは大きな課題といえる。プロトコルの作成方法やスタッフ教育，コンプライアンスの評価など，運用上予想される問題点は多い。また新しい取り組みに対しては，しばしば抵抗感を示すスタッフが存在し，経験年数の高い看護師ほどプロトコルによる標準的なケアを好まない，という報告がある[283]。しかし一度プロトコルが導入されれば，ベッドサイドにおいて患者の評価やプロトコルの進め方に関する各職種の役割が明確化し，患者ケアに関わるスタッフ間のコミュニケーションが増えることにつながる。このような多職種によるチームアプローチはそれぞれの専門性を活かした介入が可能で，効率のよい教育システムや質の高い鎮痛・鎮静管理を提供できると考えられる[11],[284]。最近の報告でも，ICUの鎮痛・鎮静管理においてチームによる質改善の取り組み"4Es"（engage；参加，educate；教育，execute；実行，evaluate；評価）を行うと，それ以前と比較して有意に鎮痛・鎮静薬の投与量が減少し，軽めの鎮静が増え，患者がせん妄なく覚醒している期間が増加することが示されている[285]。一方，高機能なチームを運用するためには，チームリーダーのリーダーシップや，スタッフ間を取り持つコーディネーターの存在，目的の共有や人材の育成，定期的な目標の達成度の評価などが必要とされる[286]～[290]。チームワークを高めるためのコミュニケーションスキルも重要な要素であり，具体的な方法として米国では「Team Strategies and Tools to Enhance Performance and Patient Safety（Team STEPPS）」と呼ばれる医療の質・安全を高めるチーム作りの方策が紹介され[291]～[293]，わが国でも導入が始まっている。

　近年，ある目標を達成するため複数の方策を同時に行い，その効果を高めるという「バンドル（束）アプローチ」が広まり，有用とする報告も多くみられる。ICU領域でも，VAPバンドル[294]～[298]やせん妄対策のABCDEバンドル[299],[300]などが行われている。2013 PAD guidelines[14]では，プロトコル推進のサポートのため『PAD care bundle』を紹介している。『PAD care bundle』は，ケア内容を①pain，②agitation，③deliriumの3つの分野に分け，それぞれに"assess（評価）"，"treat（治療）"，"prevent（予防）"の3つの側面を持たせている（Table 16）。たとえば痛みに対する評価としては，各勤務帯で4回以上に加え随時評価し，痛みの評価はNRSやBPSまたはCPOTを用いる，というように示される。このように評価する回数や時間，目標とするスケールの点数が具体的に示されていることが，このバンドルの特徴といえる。『PAD care bundle』の有用性については今後の検討が必要だが，ベスト・プラクティスと考えて導入し，慣れてきたらアウトカムの評価も行いつつ"チェックリスト"などを用いてバンドルのコンプライアンスを上げるように継続していくとよいだろう。

Table 16 PADケアバンドル（文献14より転載　一部改変）

	痛み	不穏	せん妄
評価	各勤務帯ごと4回以上＋随時 評価ツール ・NRS ・BPS ・CPOT 疼痛大：NRS≧4, BPS＞5, CPOT≧3	各勤務帯ごと4回以上＋随時 評価ツール ・RASS ・SAS ・脳機能モニター（筋弛緩薬中） 評価 ・不穏：RASS ＋1〜＋4, SAS 5〜7 ・覚醒（安静）：RASS 0, SAS 4 ・浅い鎮静：RASS －1〜－2, SAS 3 ・深い鎮静：RASS －3〜－5, SAS 1〜2	各勤務帯ごと＋随時 評価ツール ・CAM-ICU ・ICDSC せん妄あり ・CAM-ICU 陽性 ・ICDSC≧4
治療	30分以内に治療し再評価 ・非薬物治療とリラクゼーション ・薬物治療 －オピオイド静注＋/－非オピオイド鎮痛薬（非神経因性疼痛） －ガバペンチン or カルバマゼピン＋/－オピオイド（神経因性疼痛） －硬膜外鎮痛（胸部外傷・腹部術後）	目標鎮静レベル or 毎日の鎮静中止（不穏なく従命 OK）： RASS －2〜0, SAS 3〜4 ・鎮静浅い：痛み評価・治療→鎮静薬（ベンゾジアゼピン以外，アルコール依存ではベンゾ考慮） ・鎮静深い：適正レベルまで鎮静薬中断，再開は50%量より	・適宜鎮痛 ・患者へのオリエンテーション（眼鏡や補聴器を） ・薬物治療 －ベンゾジアゼピン薬を避ける －リバスチグミンを避ける －QT延長リスクあれば抗精神薬を避ける
予防	・処置前に鎮痛＋/－非薬物治療 ・鎮痛優先（その後鎮静）	・毎日SBT，早期離床と運動（適切な鎮静レベル，禁忌なし）	・せん妄リスク（認知症，高血圧，アルコール依存，重症度，昏睡，ベンゾジアゼピン投与中） ・ベンゾジアゼピンを避ける ・早期離床と運動療法 ・睡眠コントロール ・抗精神薬の再投与

BPS, Behavioral Pain Scale; CAM-ICU, Confusion Assessment Method for the Intensive Care Unit; CPOT, Critical-Care Pain Observation Tool; ICDSC, Intensive Care Delirium Screening Checklist; NRS, Numeric Rating Scale; RASS, Richmond Agitation Sedation Scale; SAS, Sedation Agitation Scale; SBT, Spontaneous Breathing Trial.

ガイドラインの応用例

　チーム医療は今やさまざまな分野において推奨される方策となっており，多職種がチームとして患者の診療やケアに当たることで，単独では成し得ない質の高いアウトカムを得ることができる．しかし，ただ単に多職種がICUに来て活動するだけでは，真のチーム医療の効力を引き出すことはできない．チームのメンバーを掌握し，それぞれが100％の力を発揮できるように調整したり，環境整備したり，目的を修正したりするリーダーあるいはコーディネーターの存在が重要である．したがってICUのチームを作る手順は，まず各職種に呼びかけてICU担当のスタッフを招集し，ICU担当医師がいればリーダーを，不在の場合は認定看護師またはリーダー看護師がコー

ディネーターとなりチームの目的を共有し，プロトコルに示された役割を割り振る。実際の活動状況やアウトカムは，毎日ケアカンファレンスを開催して確認する。カンファレンスのために多職種が同時に集まるのはなかなか容易ではないが，他の職種の動きをお互いに確認するためにも，30分程度でよいので毎日カンファレンスを行うべきである。

　バンドルについては「PAD care bundle（Table 16）」を基本として，観察の回数や介入するレベルなどは施設ごとにアレンジしてもよいが，できるだけこれらをすべて行うことが重要である。また，項目ごとに取り組みやすさが異なるので，バランスを調整するため"チェックリスト"を活用して，各項目の実施率をモニタリングするとよい。

（長谷川隆一）

2. ICU患者における睡眠コントロール

CQ 37　ICUにおいて患者の睡眠リズムを維持・改善するための方法は？

論点
- ICUでは，特に挿管管理中は鎮静薬の持続投与が行われることが多く，患者の睡眠リズムを意識することが少ない。
- 鎮静を中止する，あるいは浅くすると患者は覚醒し，そこで初めて睡眠障害が問題になる。鎮静薬が投与されているとそれを増量して睡眠導入を行うことが多いが，これが本当に睡眠リズムの改善につながるかは不明である。
- 睡眠リズムを維持，改善させることでせん妄の発症やストレスの軽減につながるが，環境整備（音，照明，音楽など）を中心とした対応に加え，睡眠導入剤の使用も含めた積極的な睡眠コントロールをICU入室初期より考慮することが重要である。

A 37　夜間の睡眠環境を整える多角的な取り組みを推奨する。

照明や音を調節し，積極的にケアを日中に集中させるなど，夜間の睡眠環境を整える多角的な取り組みを推奨する（＋1C）。

解説　ICUでの睡眠障害が患者のQOLやアウトカムの悪化，特にせん妄発症と関連があることは以前より指摘され[301]，これまでも睡眠環境の改善や薬物による睡眠コントロールが検討されてきた[302]。しかし睡眠の改善をもたらす確実な方法は未だに見つかっていない。一方，耳栓による環境音の遮断については，有意に睡眠の質を改善するという報告が散見され[238],[303]，試みてもよい。同時にこれらの報告はICUの音環境がいかに不良であるかを示しており，騒音対策の重要性が示唆される。

　一般に睡眠障害を訴える患者に対し，わが国では睡眠導入剤の投与が日常的に行われているが，これらの薬剤は多くがベンゾジアゼピン系薬であり，本来の睡眠サイクルを改善することは難しい。むしろせん妄や薬物依存などを誘発して，

睡眠サイクルを悪化させる可能性もある。以上の理由から，睡眠障害の改善には，薬物よりもICUスタッフによる音や照明の調節，ケアや処置の時間を考慮するといった睡眠環境の整備が推奨される。近年，睡眠の質を向上させるための薬物的・非薬物的対策をまとめて行う多角的な介入が，ICU入室中のせん妄フリー日数または昏睡フリー日数を有意に増加させたとする報告がみられ[239]，睡眠サイクルの改善が予後の改善につながる可能性が示されている。

ガイドラインのポイント・注意点

　ICUの重症患者はしばしば不眠となり，それに引き続いて不穏やせん妄を呈する場合が多い。しかし，患者自身が睡眠障害を訴えることはそれほど多くなく，また，睡眠障害があっても鎮静薬の併用でマスクされている場合を見かける。ICUスタッフはたかが不眠と軽くとらえずに，不穏やせん妄につながる大切なサインとして認識し，早期に対応策を講じて予後を悪化させないよう配慮すべきである。

　睡眠管理における最優先は環境整備，つまり眠りやすい環境をつくるということであり，おもに「音」と「光」の工夫ということになる。音については，「せん妄の予防」の項目（CQ26参照）でも示したように，音楽が患者の不安を減じリラックスさせてオピオイドの使用量を減らしたり，体内のホルモンバランスを整えたりするとされ，睡眠管理においても有用かもしれない。

　一方，ICUは多数の症例がオープンフロアで療養するという環境がいまだに多く，モニタおよびポンプ，人工呼吸器の警報，スタッフの足音や話し声，といった環境雑音に晒されている。これに対し音源を探して対応すると同時に，耳栓を用いて外部音

表1　非薬理学的介入方法の項目と頻度（文献❶より和訳・改変）

項目 \ 頻度	決してない N	%	まれに N	%	時々 N	%	しばしば N	%	常に N	%
警報消音	15	22.2	19	27.9	11	16.2	15	22.1	8	11.8
人工呼吸器の消音	36	52.9	16	23.5	7	10.3	7	10.3	2	2.9
ICUスタッフが静かにする	6	8.8	27	39.7	29	42.6	5	7.4	—	—
夜間の処置を減らす	2	2.9	6	8.8	26	38.2	22	32.4	11	16.2
警報前にポンプのシリンジを交換	4	5.9	22	32.4	16	23.5	24	35.3	2	2.9
耳栓の使用	30	44.1	29	42.6	7	10.3	2	2.9	—	—
部屋ごとに消音	1	1.5	7	10.3	29	42.6	22	32.4	7	10.3
室温の調節	35	51.5	15	22.1	7	10.3	7	10.3	2	2.9
時計を見せる	5	7.4	1	1.5	4	5.9	7	10.3	51	75
日中に患者を覚醒させておく	—	—	4	5.9	21	30.9	39	57.4	4	5.9
モニタ輝度を下げる	32	47.1	12	17.6	9	13.2	11	16.2	4	5.9
室内および廊下を消灯する	1	1.5	3	4.4	2	2.9	16	23.5	45	66.2
カーテンを閉める	—	—	17	25	12	17.6	20	29.4	18	26.5
部屋のドアを閉める	5	7.4	23	33.8	12	17.6	21	30.9	5	7.4
人工呼吸器設定を調節	33	48.5	23	33.8	5	7.4	5	7.4	—	—
人工呼吸器警報の上・下限を広げる	11	16.2	31	45.6	18	26.5	7	10.3	—	—

をすべて遮断するという方法があり，手軽で効果が高い．表1に非薬理学的介入方法の種類と，それがそれぞれどの程度用いられているか示した．警報音を消音する，ポンプのシリンジ交換を早めに行う，時計を見せる，日中に覚醒させる，暗くする，部屋の扉を閉める，などが比較的よく用いられており，一方で耳栓は意外と低い頻度にとどまっている．これは耳栓が患者の音のすべてを奪うことになり，倫理的な抵抗感が強いのではないかと思われる．

　環境整備で睡眠障害が改善されない場合は薬理学的介入を行うが，現在の睡眠導入薬の多くがベンゾジアゼピン系薬であり，一見眠っているように見えても睡眠の質改善につながらないばかりかせん妄を誘発することも多く，ICU症例では推奨されない．ほかにはメラトニンやクエチアピンフマル酸塩，リスペリドン，デクスメデトミジンなどが検討されているが，いずれも有効性については明らかでない．薬剤師を中心に症例ごとに最も効果のある薬剤を検討し，投与量や投与時間についても細かく決めていくことになろう．

（長谷川隆一）

文　献

[1] Hofhuis JG, Langevoort G, Rommes JH, et al. Sleep disturbances and sedation practices in the intensive care unit--a postal survey in the Netherlands. Intensive Crit Care Nurs 2012；28：141-9.

3. 非挿管患者（NPPV含む）における鎮痛・鎮静戦略

CQ 38 非挿管患者（NPPVを含む）において鎮痛・鎮静を行うべきか？

論点
- 非挿管患者で鎮痛薬や鎮静薬の投与を行う場合は，呼吸抑制や反射の低下といった副作用に注意が必要である。
- ただし，ルーチンに行う評価で，痛みのコントロールが不良ということであれば，気管挿管の有無にかかわらず体位の工夫や鎮痛薬を用いた痛みの管理を必ず行い，患者の身体的・精神的ストレスを軽減すべきである。
- 不穏が著しく，安静の維持が困難でICUにおける治療の維持も困難になる場合は，鎮静薬の投与を行うことになる。この場合，呼吸抑制や反射の低下が強く生じる可能性があるため，気道の確保，誤嚥や嘔吐の予防などに注意する。
- ICUが有利なことは，すべての症例でモニタリングをしっかり行い急な変化に対応しやすいことである。安静が維持できず，鎮静薬の投与が必要となった場合も，十分なモニタリングと予想される副作用への備えを怠らないことが重要である。

A 38
非挿管患者でも痛みを評価し適切な対策を行うことを推奨するが，鎮痛・鎮静薬を使用する場合は十分なモニタリングと鎮静深度の評価を行い，最低限の鎮静時間にとどめることを提案する。

①痛みを有する非挿管患者では，痛みのレベルを評価し適切な対策を行うことを推奨する（＋1B）。
②非挿管患者に対する鎮痛・鎮静薬のルーチン使用を推奨する根拠はない（0, No Evidence）。
③非挿管患者において持続的な鎮静を行う場合は，十分なモニタリングと鎮静深度の評価を行い，必要最低限の鎮静深度と鎮静時間に留めることを提案する（＋2B）。

解　説　ICUにおいては，非挿管患者でも手術や処置，外傷などにより痛みを有する，または痛みが増強する場合が多くみられ，適切な対応を行わないと患者に大きなストレスを与え，予後の悪化やPTSDなどに繋がる可能性がある[304)～306)]。従って痛みを有するまたは増強することが想定される症例では，挿管患者と同様に鎮痛対策を行うことが強く推奨される。一般に非挿管患者では会話によるコミュニケーションが可能であり，痛みの質や強さを患者から聞き取り，NRSやVASで評価する。そして，その評価に応じて適切な鎮痛薬・投与方法・投与量を判断し，鎮痛を行う。一方，背景疾患や鎮静薬の使用による意識レベルの低下などで，患者が痛みについて適切に訴えることができない場合は，挿管患者と同様に医療者が客観的に評価する必要がある[307),308)]。この場合の評価ツールとしては，BPSやCPOTを用いる。

　非挿管患者においても，ICUでの治療に必要な安静の維持，内視鏡やカテーテルによる処置時の苦痛の軽減，また持続的血液濾過透析や経皮的心肺補助療法といった治療の継続などを目的に，鎮痛・鎮静薬を用いた鎮静管理が必要な場合がある。たとえばNPPV中の鎮静薬使用に関する国際的なアンケート調査では，85％の医師が鎮静薬の，また94％が鎮痛薬の使用経験があると回答し，鎮静薬ではロラゼパムやミダゾラムなどのベンゾジアゼピン系薬が，鎮痛薬ではモルヒネが多く用いられており，NPPVの継続を目的に鎮静管理がしばしば行われていることが明らかとなった[309)]。また近年NPPV中にデクスメデトミジンを用いて鎮静管理を行うと，NPPVの受け入れが改善して成功率が上がり，肺炎の併発も少ないという結果が小規模な観察研究やRCTで報告された[310),311)]。

　しかし非挿管患者に持続的な鎮静を行うと，呼吸抑制や循環抑制，窒息，誤嚥などを合併しやすいことが以前から示されている[110),312),313)]。これに対し，米国麻酔科学会は2002年に非挿管患者における処置時の鎮静のガイドラインを発表して，必要な準備と注意事項を示している[314)]。その中には，気道を含めた患者の鎮静前評価，鎮静中の鎮静深度の評価，心電図や血圧，SpO_2などのモニタリングを継続して行うこと，スタッフトレーニング，緊急対応機材の準備などが記されている。さらに2011年にはモニタリング機器にカプノメータの使用が加えられた[315)]。

　ICUにおいては日頃より十分なモニタリングとトレーニングされたスタッフの配置が行われており，鎮静に伴うリスクを最小限に抑えることができると思われるが，高齢や重症度が高い，気道確保困難といった患者側の要因や深い鎮静深度が必要とされる場合などは合併症のリスクも高くなり，非挿管患者に対してルーチンに鎮痛・鎮静薬を使用することは推奨されない。一方，鎮静管理が必要な場合は，モニタリングを十分に行うと同時に繰り返し鎮静深度の評価を行い，鎮静が深くなりすぎないよう鎮静深度を調節するとともに，その期間は最小限に留めることが望ましい。鎮静深度の評価には，挿管患者と同様RASSやSASを用いることができる。

ガイドラインのポイント・注意点

　ICUには非挿管患者も多く入室するが，これらの患者においても痛み・不穏・せん妄への対応は必ず必要となる。その方法は基本的に気管挿管患者と同様であるが，挿管・人工呼吸をされていないことで気道の維持や呼吸抑制にはいっそうの注意が求められることになる。

　術後症例でオピオイドなどを用いたPCAを用いる場合，ベース流量とボーラス投与量，ロックアウト時間を設定すると患者が自分の痛みの程度に合わせて鎮痛薬を追加することができるため，鎮痛薬の過量投与を防止して比較的安全に疼痛管理を行うことができる。ただし，ボーラス投与回数をチェックして，短時間の間に複数回ボーラス投与を必要とするような場合は，看護師，薬剤師らと相談して設定調整を行うべきである。なお，PCAは静脈内投与でも硬膜外投与でも用いることができ，コスト的にもメリットが見込まれる。

　NPPVではしばしばマスクの装着を拒否して不穏になる，あるいはNPPVが継続できず挿管・人工呼吸管理に移行せざるを得ない患者を経験する。これらの患者においてマスクの受け入れが改善すれば，NPPVのメリット（挿管回避，会話が可能，感染症が少ない，経口摂取できる，医療コストが安いなど）を享受でき，医療者にとっても患者にとっても有利であると考えられる。NPPVを拒否する理由はマスクの違和感や皮膚へのストレス，顔面への吸気の吹付け，ブロアの騒音などがあるが，いずれも患者にとっては苦痛であるため，これを緩和することでNPPVの受け入れも改善する。J-PADでは苦痛の緩和には鎮痛薬（オピオイド）を用いることを推奨しており，NPPV患者でも受け入れ不良に対してはオピオイドを第一選択としていいだろう。鎮痛薬で改善がみられない場合は，呼吸抑制に注意しながら鎮静薬を併用することになる。ここでデクスメデトミジンは呼吸抑制が少なく，反射も保たれるためNPPVの鎮静には最適と考えられており，抜管後にも継続可能で，せん妄の発症予防効果も期待できる。

　非挿管患者の鎮静を行うにあたっては，前述のように米国麻酔科学会から指針が示されており[1]，鎮静中のケアは「monitored anesthesia care（MAC）」として鎮静方法と併せて教育コースも開催されている。非挿管患者のMACでは，気道管理や合併症に対する知識，GABAアゴニスト（鎮静薬）に対する呼吸・循環系の反応の予測，麻酔深度に関する理解および認識力が管理する医療スタッフに求められる。また，最低限の技術として，①気道閉塞の解除と気道確保，②酸素吸入，③バッグマスク換気，は"単独でできる"ように準備が必要である。モニタとしては，心電図・血圧計・パルスオキシメータに加え，呼気終末CO_2モニタや呼吸音モニタが呼吸抑制に迅速に反応するとして推奨されている。

（長谷川隆一）

文献

[1] American Society of Anesthesiologists Task Force on Sedation and Analgesia by Non-Anesthesiologists. Practice guidelines for sedation and analgesia by non-anesthesiologists. Anesthesiology 2002 ; 96 : 1004-17.

4. 重症患者に対する身体抑制

CQ 39 人工呼吸管理中などの成人重症患者に対して、身体抑制を行うべきか？

論点
- 欧米では可能な限り（あるいは決して）、身体抑制を行わない（行ってはならない）とする方針が広まり、多少の事故抜管の増加はやむをえないという考えが一般的である。しかし、比較的潤沢にスタッフ数を確保する欧米と異なり、わが国のICUは少人数で同様のケアを提供するため患者の安静が優先され、深鎮静や抑制帯に頼らざるを得ない場面がしばしば見受けられる。
- 気管チューブや気管切開カニューレ、ドレーン、PCPS、IABPなどは事故抜去された場合、生命維持にかかわり医療事故として処理される。事故であればそれを予見して回避する義務、早期に解決する義務を医療者が負うことになり、責務は重大である。そのため、事故を予防して患者およびスタッフを守るため種々の身体抑制が行われており、わが国のICUスタッフはしばしば葛藤に苛まれている。

A 39 身体抑制をルーチンに用いてはならない。

身体抑制は、その代替策が患者を危険に陥れることなく用いることができない場合にのみ施行すべきであり、ルーチンに用いてはならない（−1C）。

解説　集中治療を必要とする患者は、過大侵襲の暴露などにより重度の急性臓器機能障害に陥っており、高度の医療介入なしには生命が維持できない。そのため種々の医療器材が装着されて身体の自由が損なわれ、意思の伝達も制限される状況にある場合が多い。そのような状況下での不穏・せん妄の発生は、気管チューブや気管切開カニューレ、中心静脈ライン、観血的動脈ラインなどのライン類、各種ドレーン類などの誤抜去や、術創部の汚染、あるいは経皮的心肺補助装置や大動脈内バルーンパンピング、持続的血液浄化装置など、生命維持に欠かせない医療

器械の誤作動を引き起こすなど，さまざまな事故が発生しやすく，時には致命的な結果につながることもある。このような偶発的事故から患者を守ることは医療者の責務であり，そのためには，不穏・せん妄の発生を未然に防ぐ努力が必要であるが，同時に，不穏・せん妄を発症した患者に対する迅速かつ適切な対処も必要である。

このような偶発的事故から患者を守る方法の一つとして，種々の身体抑制がある。しかし，近年の世界的な人権意識の高まりの中で，医療においても「患者の人権を最大限尊重する」意識は，あらゆる医療施設でも基本理念に挙げられる最重要項目となっており，一般的には身体抑制は，非人道的行為として非難される傾向にあり[316]，一部の国では原則禁止としている[317],[318]。

例えば看護スタッフの不足，あるいは夜間などで管理が行き届かないことを理由に患者をベッドに縛りつけるといった医療者側の都合によって行う身体抑制は非難されて当然であろう。しかし，患者の人権を尊重した上で，なおかつ身体抑制が結果的には患者の利益につながるような場合の是非には議論が残る。せん妄が原因で患者本人から治療に対する同意が得られない場合や，患者に自傷行為もしくは偶発的損傷の危険がある場合，さらに，医療者側に危害がおよぶ恐れがある場合などは，家族などの代諾者に十分な説明を行った上で抑制を行うこともやむを得ない。一般に身体抑制は，自傷行為から患者を守り治療継続のため必要とされる場合には正当化される傾向がある[319]ものの，身体抑制で治療中断が防止できたことを証明した研究はない。すなわち，身体抑制は科学的根拠に基づいておらず，その効果も証明されていない。したがってその施行に当たってはインフォームドコンセントを欠かすことはできない[320]。

ただし，このような状況においても時間的な余裕がある場合は，まずはせん妄状態に陥った患者の背景を見直すことが必要である。これまでの経過や環境に見直すべき点があればその改善を優先し，薬剤による改善が期待できればその効果を確認することなどが推奨される。それでもなお，患者の安全が守られない場合は，身体抑制という「最後の手段」を行うことになるが，ちなみに米国集中治療医学会による身体抑制のガイドライン[321]では，「身体抑制継続の是非は8時間ごとに見直されるべきで，継続の根拠およびその指示は，毎日診療録に記載されなければならない」とされている。施設外の第三者を加えた倫理委員会などで承認された「身体抑制に関わる指針」を施設ごとに策定し，定期的に見直しが図られることが望ましい。具体的な身体抑制の方法については，日本集中治療医学会看護部会が作成した「ICUにおける身体拘束（抑制）のガイドライン～全国調査を基に～」[322]を参照のこと。

なお，一般的に身体抑制には，物理的抑制（physical restraint）と薬物的抑制（chemical restraint）があり，不穏・せん妄患者に対する鎮静薬の使用は，広い意味では身体抑制（薬物的抑制）に含まれる行為である[317]。しかし，本ガイドラインではわが国での現状に鑑み，身体抑制を物理的な抑制を意味するものとし，鎮静・鎮痛とは区別して解説した。

ガイドラインの応用例

　特に治療開始直後の超急性期においては，患者には多くの医療機器が装着され，それらが最大限に効果を発揮するよう安静が優先される。したがって，鎮痛・鎮静薬を適切に使用することに加え，抑制帯もフルに使用すべきといえる。一方，超急性期を越えれば，身体機能は徐々に回復し医療機器のサポートを減じることが可能となっていく。患者自身も全身麻酔下またはショックなど瀕死の状態で気管挿管はじめ医療機器が装着されており，一度覚醒させて意識レベルを確認し，現状について患者自身に十分インフォームド・コンセントを行うことがQOL上望ましいと考えられる。

　しかし，この覚醒させるプロセスが事故発生における大きなリスクであり，ここを疼痛管理などで上手にやり過ごせれば，完全に覚醒した後に患者自身による病状の把握を改善させることができる。このときせん妄がないことが確認できれば抑制を外して，気管挿管やドレーン，PCPSのカニューレなどが存在しても自己抜去することなく，治療に協力的で穏やかに過ごせる患者も少なくない。

　重要なことは医療者が，抑制されている患者の像に慣れてしまい，抑制を行うことに対する罪悪感を失することである。日本集中治療医学会によるガイドラインでも，まず患者の状態や背景因子についてアセスメントを行い，すぐに抑制を行うことをせず抑制以外の対策を行うとしている。具体的には，患者の側に付き添い，昼夜のリズムをつけること，チューブの固定法や回路の取り回しを工夫すること，家族の協力を仰ぐことなど事故抜去を防止する環境整備を推奨している（図1）[1]。これらで効果がない場合に初めて抑制を行うことになる。

〔長谷川隆一〕

文　献

[1] 日本集中治療医学会看護部会作成 2010年12月（http://square.umin.ac.jp/jsicmnd/icuguide_02.pdf）

ステップ1 患者アセスメント

ステップ1 アセスメント項目

患者のサイン
- ☐ チューブをしきりに触る ☐ しきりに起き上がろうとする
- ☐ 興奮・イライラ ☐ 幻覚 ☐ 繰り返し説明が必要
- ☐ 意味不明の発語 ☐ ぼんやり・うつろ ☐ 多弁
- ☐ 表情が硬い(無表情) ☐ 一点を凝視している

身体的・精神的・環境的要因

- 身体的要因:☐ 心疾患 ☐ 頭部疾患 ☐ 高齢者
  - ☐ 意識障害 ☐ 視覚・聴覚障害 ☐ 麻酔
  - ☐ 鎮静剤使用 ☐ 呼吸状態不安定 ☐ 低酸素状態
  - ☐ 循環動態不安定 ☐ 負荷の多い処置や検査
- 精神的要因:☐ 現状の理解不足 ☐ 不安定な心理状況(強度の不安やパニック)
  - ☐ せん妄 ☐ 見当識の低下 ☐ 混乱
  - ☐ 不眠 ☐ 死への恐怖
- 環境的要因:☐ 気管挿管 ☐ カテーテル類(DIV, CVライン)
  - ☐ 観血的動脈圧ライン ☐ 膀胱留置カテーテル ☐ ドレーン類
  - ☐ 胃管 ☐ モニタ類装着 ☐ 創部

ステップ2 抑制以外の対策:ケア計画

ステップ2 抑制以外の対策:ケア計画

1. できるだけ患者の側にいる
   - (チームとしての対策)
     - ①できるだけ患者は1対1で受け持つ
     - ②記録・申し送りはベッドサイド
     - ③チームで情報を共有し誰かが必ず側にいる
     - ④受け持ち看護師の他の処置をカバーする
     - ⑤個室のときは部屋から出ないようにする
   - (個人としての対策)
     - ①時間の許す限り付き添う
     - ②患者との会話を多くする
2. 昼夜のリズムをつける
   - ①夜間の良眠を促す ②昼間に刺激をし,生活リズムをつける
3. チューブへの対策を講じる
   - ①チューブの早期抜去:医師と協議をし,最低限のチューブ留置とする
   - ②チューブの固定:固定を強化する,手の届かない場所に固定する
   - ③チューブを見えないようにする:寝衣のなかに通す,包帯などで覆う
   - ④抜けても危険性の少ないものへ変更:ex. CV カテーテルを末梢ルートに変更する
4. 家族に協力を求める
   - ①面会時間を長めにする ②面会の頻度を多くする
   - ③家族に付き添ってもらう
5. 十分な観察を行う
   - ①観察しやすいベッドの位置にする
   - ②セントラルモニタに注意し観察する
   - ③監視カメラ・テレビモニタを利用する
   - ④看護師間で情報共有しチームで観察する
6. 患者へ十分な説明を行う
   - ①チューブ留置の必要性・トラブルが起きた際の危険性について繰り返し説明する
   - ②患者を信用していることを説明する
   - ③現状・今後の見通しについて説明する

効果がなければ

ステップ3 抑制の判断

- 医師と協議のもと,抑制を実施し記録する
- 抑制中は,毎日ステップ1にもどり医師とともに評価し記録する

図1 身体拘束(抑制)判断基準フローチャート(文献❶より引用)

■ ガイドラインの文献

1) Chanques G, Sebbane M, Barbotte E, et al. A prospective study of pain at rest：incidence and characteristics of an unrecognized symptom in surgical and trauma versus medical intensive care unit patients. Anesthesiology 2007；107：858-60.
2) Stanik-Hutt JA, Soeken KL, Belcher AE, et al. Pain experiences of traumatically injured patients in a critical care setting. Am J Crit Care 2001；10：252-9.
3) Gélinas C. Management of pain in cardiac surgery ICU patients：have we improved over time? Intensive Crit Care Nurs 2007；23：298-303.
4) 渡辺 洋, 佐藤 俊, 松川 周, 他. 東北大学医学部付属病院集中治療部における術後鎮痛法. 麻酔と蘇生 1996；32：209-11.
5) Akça O, Melischek M, Scheck T, et al. Postoperative pain and subcutaneous oxygen tension. Lancet 1999；354：41-2.
6) Hedderich R, Ness TJ. Analgesia for trauma and burns. Crit Care Clin 1999；15：167-84.
7) Beilin B, Shavit Y, Hart J, et al. Effects of anesthesia based on large versus small doses of fentanyl on natural killer cell cytotoxicity in the perioperative period. Anesth Analg 1996；82：492-7.
8) Pollock RE, Lotzová E, Stanford SD. Mechanism of surgical stress impairment of human perioperative natural killer cell cytotoxicity. Arch Surg 1991；126：338-42.
9) Peterson PK, Chao CC, Molitor T, et al. Stress and pathogenesis of infectious disease. Rev Infect Dis1991；13：710-20.
10) Puntillo KA, Miaskowski C, Summer G. Pain. In：Carrieri-Kohlman V, Lindsey AM, West CM, editors. Pathophysiological Phenomena in Nursing：Human Responses to Illness 3rd Ed. St. Louis, MO：Saunders；2003. p. 235-55.
11) Payen JF, Chanques G, Mantz J, et al. Current practices in sedation and analgesia for mechanically ventilated critically ill patients：a prospective multicenter patientbased study. Anesthesiology 2007；106：687-95.
12) Payen JF, Bosson JL, Chanques G, et al；DOLOREA Investigators. Pain assessment is associated with decreased duration of mechanical ventilation in the intensive care unit：a post Hoc analysis of the DOLOREA study. Anesthesiology 2009；111：1308-16.
13) Chanques G, Viel E, Constantin JM, et al. The measurement of pain in intensive care unit：comparison of 5 self-report intensity scales. Pain 2010；151：711-21.
14) Barr J, Fraser GL, Puntillo K, et al；American College of Critical Care Medicine. Clinical practice guidelines for the management of pain, agitation, and delirium in adult patients in the intensive care unit. Crit Care Med 2013；41：263-306.
15) Ahlers SJ, van Gulik L, van der Veen AM, et al. Comparison of different pain scoring systems in critically ill patients in a general ICU. Crit Care 2008；12：R15.
16) Puntillo K, Nelson JE, Weissman D, et al. Palliative care in the ICU：relief of pain, dyspnea, and thirst--a report from the IPAL-ICU Advisory Board. Intensive Care Med 2014；40：235-48.
17) Aïssaoui Y, Zeggwagh AA, Zekraoui A, et al. Validation of a behavioral pain scale in critically ill, sedated, and mechanically ventilated patients. Anesth Analg 2005；101：1470-6.
18) Ahlers SJ, van der Veen AM, van Dijk M, et al. The use of the Behavioral Pain Scale to assess pain in conscious sedated patients. Anesth Analg 2010；110：127-33.
19) Gélinas C, Fillion L, Puntillo KA, et al. Validation of the critical-care pain observation tool in adult patients. Am J Crit Care 2006；15：420-7.
20) Gélinas C, Johnston C. Pain assessment in the critically ill ventilated adult：validation of the Critical-Care Pain Observation Tool and physiologic indicators. Clin J Pain 2007；23：497-

505.

21) Marmo L, Fowler S. Pain assessment tool in the critically ill post-open heart surgery patient population. Pain Manag Nurs 2010；11：134-40.

22) Payen JF, Bru O, Bosson JL, et al. Assessing pain in critically ill sedated patients by using a behavioral pain scale. Crit Care Med 2001；29：2258-63.

23) Young J, Siffleet J, Nikoletti S, et al. Use of a Behavioural Pain Scale to assess pain in ventilated, unconscious and/or sedated patients. Intensive Crit Care Nurs 2006；22：32-9.

24) Gélinas C, Arbour C. Behavioral and physiologic indicators during a nociceptive procedure in conscious and unconscious mechanically ventilated adults：similar or different? J Crit Care 2009；24：628. e7-17.

25) Gélinas C, Fillion L, Puntillo KA. Item selection and content validity of the Critical-Care Pain Observation Tool for non-verbal adults. J Adv Nurs 2009；65：203-16.

26) Gélinas C, Harel F, Fillion L, et al. Sensitivity and specificity of the critical-care pain observation tool for the detection of pain in intubated adults after cardiac surgery. J Pain Symptom Manage 2009；37：58-67.

27) Chanques G, Jaber S, Barbotte E, et al. Impact of systematic evaluation of pain and agitation in an intensive care unit. Crit Care Med 2006；34：1691-9.

28) Arbour C, Gélinas C, Michaud C. Impact of the implementation of the Critical-Care Pain Observation Tool (CPOT) on pain management and clinical outcomes in mechanically ventilated trauma intensive care unit patients：a pilot study. J Trauma Nurs 2011；18：52-60.

29) 日本呼吸療法医学会，人工呼吸中の鎮静ガイドライン作成委員会，妙中信之，他．人工呼吸中の鎮静のためのガイドライン．人工呼吸 2007；24：146-67.

30) Siffleet J, Young J, Nikoletti S, et al. Patients' selfreport of procedural pain in the intensive care unit. J Clin Nurs 2007；16：2142-8.

31) Herr K, Coyne PJ, Key T, et al；American Society for Pain Management Nursing. Pain assessment in the nonverbal patient：position statement with clinical practice recommendations. Pain Manag Nurs 2006；7：44-52.

32) 平賀一陽，並木昭義，福井次矢，他．疼痛のアセスメント．日本緩和医療学会・がん疼痛治療ガイドライン作成委員会編．Evidence-Based Medicine に則ったがん疼痛治療ガイドライン．東京：真興交易；2002. p. 12-4.

33) Saeki H, Ishimura H, Higashi H, et al. Postoperative management using intensive patient-controlled epidural analgesia and early rehabilitation after an esophagectomy. Surg Today 2009；39：476-80.

34) 佐藤　新，佐藤明日香，渡辺浩規，他．ICU における食道癌術後の呼吸器合併症に対する早期離床の効果．日看会論集：成人看Ⅰ 2011；41：244-7.

35) 大沢朗子，中西絵里，佐藤　啓，他．PCEA による術後疼痛コントロールにおける自己管理法と看護師管理法の比較．日看会論集：成人看Ⅰ 2009；39：85-7.

36) Puntillo KA, White C, Morris AB, et al. Patients' perceptions and responses to procedural pain：results from Thunder Project Ⅱ. Am J Crit Care 2001；10：238-51.

37) Stotts NA, Puntillo K, Stanik-Hutt J, et al. Does age make a difference in procedural pain perceptions and responses in hospitalized adults? Acute Pain 2007；9：125-34.

38) Arroyo-Novoa CM, Figueroa-Ramos MI, Puntillo KA, et al. Pain related to tracheal suctioning in awake acutely and critically ill adults：a descriptive study. Intensive Crit Care Nurs 2008；24：20-7.

39) Puntillo KA, Wild LR, Morris AB, et al. Practices and predictors of analgesic interventions for adults undergoing painful procedures. Am J Crit Care 2002；11：415-29.

40) Puntillo KA, Max A, Timsit JF, et al. Determinants of procedural pain intensity in the intensive care unit. The Europain® study. Am J Respir Crit Care Med 2014 ; 189 : 39-47.
41) Friesner SA, Curry DM, Moddeman GR. Comparison of two pain-management strategies during chest tube removal : relaxation execise with opioids and opioids alone. Heart Lung 2006 ; 35 : 269-76.
42) Joshi VS, Chauhan S, Kiran U, et al. Comparison of analgesic efficacy of fentanyl and sufentanil for chest tube removal after cardiac surgery. Ann Card Anaesth 2007 ; 10 : 42-5.
43) Memis D, Inal MT, Kavalci G, et al. Intravenous paracetamol reduced the use of opioids, extubation time, and opioid-related adverse effects after major surgery in intensive care unit. J Crit Care 2010 ; 25 : 458-62.
44) Guggenberger H, Schroeder TH, Vonthein R, et al. Remifentanil or sufentanil for coronary surgery : comparison of postoperative respiratory impairment. Eur J Anaesthesiol 2006 ; 23 : 832-40.
45) Erstad BL, Puntillo K, Gilbert HC, et al. Pain management principles in the critically ill. Chest 2009 ; 135 : 1075-86.
46) Pandey CK, Bose N, Garg G, et al. Gabapentin for the treatment of pain in guillain-barré syndrome : a doubleblinded, placebo-controlled, crossover study. Anesth Analg 2002 ; 95 : 1719-23.
47) Pandey CK, Raza M, Tripathi M, et al. The comparative evaluation of gabapentin and carbamazepine for pain management in guillain-barré syndrome patients in the intensive care unit. Anesth Analg 2005 ; 101 : 220-5.
48) Yu L, Ran B, Li M, et al. Gabapentin and pregabalin in the management of postoperative pain after lumbar spinal surgery : a systematic review and meta-analysis. Spine (Phila Pa 1976) 2013 ; 38 : 1947-52.
49) Dauri M, Faria S, Gatti A, et al. Gabapentin and pregabalin for the acute post-operative pain management. A systematic-narrative review of the recent clinical evidences. Curr Drug Targets 2009 ; 10 : 716-33.
50) Rapanos T, Murphy P, Szalai JP, et al. Rectal indomethacin reduces postoperative pain and morphine use after cardiac surgery. Can J Anaesth 1999 ; 46 : 725-30.
51) Hynninen MS, Cheng DC, Hossain I, et al. Non-steroidal anti-inflammatory drugs in treatment of postoperative pain after cardiac surgery. Can J Anaesth 2000 ; 47 : 1182-7.
52) Maddali MM, Kurian E, Fahr J. Extubation time, hemodynamic stability, and postoperative pain control in patients undergoing coronary artery bypass surgery : an evaluation of fentanyl, remifentanil, and nonsteroidal antiinflammatory drugs with propofol for perioperative and postoperative management. J Clin Anesth 2006 ; 18 : 605-10.
53) Guillou N, Tanguy M, Seguin P, et al. The effects of small-dose ketamine on morphine consumption in surgical intensive care unit patients after major abdominal surgery. Anesth Analg 2003 ; 97 : 843-7.
54) Schmittner MD, Vajkoczy SL, Horn P, et al. Effects of fentanyl and S (+) -ketamine on cerebral hemodynamics, gastrointestinal motility, and need of vasopressors in patients with intracranial pathologies : a pilot study. J Neurosurg Anesthesiol 2007 ; 19 : 257-62.
55) Shiokawa Y, Iwasaki E, Okuda T, et al. Management of postoperative pain with propofol and epidural morphine after esophagectomy. Acta medica Kinki University 2005 ; 30 : 7-11.
56) 高須宏江．腹部大動脈瘤の麻酔：循環動態安定と術後鎮痛対策のために硬膜外麻酔併用全身麻酔．LiSA 2002 ; 11 : 1104-10.
57) Meyer MJ, Krane EJ, Goldschneider KR, et al. Case report : neurological complications associated with epidural analgesia in children : a report of 4 cases of ambiguous etiologies. Anesth Analg

2012 ; 115 : 1365-70.
58) Nishimori M, Low JH, Zheng H, et al. Epidural pain relief versus systemic opioid-based pain relief for abdominal aortic surgery. Cochrane Database Syst Rev 2012 ; 7 : CD005059.
59) Rigg JR, Jamrozik K, Myles PS, et al ; MASTER Anaethesia Trial Study Group. Epidural anaesthesia and analgesia and outcome of major surgery : a randomised trial. Lancet 2002 ; 359 : 1276-82.
60) Park WY, Thompson JS, Lee KK. Effect of epidural anesthesia and analgesia on perioperative outcome : a randomized, controlled Veterans Affairs cooperative study. Ann Surg 2001 ; 234 : 560-9.
61) Peyton PJ, Myles PS, Silbert BS, et al. Perioperative epidural analgesia and outcome after major abdominal surgery in high-risk patients. Anesth Analg 2003 ; 96 : 548-54.
62) Luketich JD, Land SR, Sullivan EA, et al. Thoracic epidural versus intercostal nerve catheter plus patientcontrolled analgesia : a randomized study. Ann Thorac Surg 2005 ; 79 : 1845-9.
63) Ali M, Winter DC, Hanly AM, et al. Prospective, randomized, controlled trial of thoracic epidural or patient-controlled opiate analgesia on perioperative quality of life. Br J Anaesth 2010 ; 104 : 292-7.
64) Jottard KJ, van Berlo C, Jeuken L, et al ; ERAS group. Changes in outcome during implementation of a fasttrack colonic surgery project in a university-affiliated general teaching hospital : advantages reached with ERAS (Enhanced Recovery After Surgery project) over a 1-year period. Dig Surg 2008 ; 25 : 335-8.
65) Rudin A, Flisberg P, Johansson J, et al. Thoracic epidural analgesia or intravenous morphine analgesia after thoracoabdominal esophagectomy : a prospective follow-up of 201 patients. J Cardiothorac Vasc Anesth 2005 ; 19 : 350-7.
66) Wahlander S, Frumento RJ, Wagener G, et al. A prospective, double-blind, randomized, placebocontrolled study of dexmedetomidine as an adjunct to epidural analgesia after thoracic surgery. J Cardiothorac Vasc Anesth 2005 ; 19 : 630-5.
67) Turker G, Goren S, Bayram S, et al. Comparison of lumbar epidural tramadol and lumbar epidural morphine for pain relief after thoracotomy : a repeateddose study. J Cardiothorac Vasc Anesth 2005 ; 19 : 468-74.
68) Beattie WS, Badner NH, Choi P. Epidural analgesia reduces postoperative myocardial infarction : a metaanalysis. Anesth Analg 2001 ; 93 : 853-8.
69) Block BM, Liu SS, Rowlingson AJ, et al. Efficacy of postoperative epidural analgesia : a meta-analysis. JAMA 2003 ; 290 : 2455-63.
70) Bulger EM, Edwards T, Klotz P, et al. Epidural analgesia improves outcome after multiple rib fractures. Surgery 2004 ; 136 : 426-30.
71) Carrier FM, Turgeon AF, Nicole PC, et al. Effect of epidural analgesia in patients with traumatic rib fractures : a systematic review and meta-analysis of randomized controlled trials. Can J Anaesth 2009 , 56 : 230-42.
72) Jacobi J, Fraser GL, Coursin DB, et al ; Task Force of the American College of Critical Care Medicine (ACCM) of the Society of Critical Care Medicine (SCCM), American Society of Health-System Pharmacists (ASHP), American College of Chest Physicians. Clinical practice guidelines for the sustained use of sedatives and analgesics in the critically ill adult. Crit Care Med 2002 ; 30 : 119-41.
73) Karabinis A, Mandragos K, Stergiopoulos S, et al. Safety and efficacy of analgesia-based sedation with remifentanil versus standard hypnotic-based regimens in intensive care unit patients with brain injuries : a randomised, controlled trial [ISRCTN50308308]. Crit Care 2004 ; 8 : R268-

80.

74) Devlin JW, Roberts RJ. Pharmacology of commonly used analgesics and sedatives in the ICU：benzodiazepines, propofol, and opioids. Crit Care Clin 2009；25：431-49, vii.

75) Muellejans B, López A, Cross MH, et al. Remifentanil versus fentanyl for analgesia based sedation to provide patient comfort in the intensive care unit：a randomized, double-blind controlled trial［ISRCTN43755713］. Crit Care 2004；8：R1-R11.

76) 日本呼吸療法医学会・多施設共同研究委員会．ARDS に対する Clinical Practice Guideline 第 2 版．人工呼吸 2004；21：44-61.

77) Girard TD, Kress JP, Fuchs BD, et al. Efficacy and safety of a paired sedation and ventilator weaning protocol for mechanically ventilated patients in intensive care（Awakening and Breathing Controlled trial）：a randomised controlled trial. Lancet 2008；371：126-34.

78) Brook AD, Ahrens TS, Schaiff R, et al. Effect of a nursing-implemented sedation protocol on the duration of mechanical ventilation. Crit Care Med 1999；27：2609-15.

79) Kress JP, Pohlman AS, O'Connor MF, et al. Daily interruption of sedative infusions in critically ill patients undergoing mechanical ventilation. N Engl J Med 2000；342：1471-7.

80) Treggiari MM, Romand JA, Yanez ND, et al. Randomized trial of light versus deep sedation on mental health after critical illness. Crit Care Med 2009；37：2527-34.

81) Jones C, Griffiths RD, Humphris G, et al. Memory, delusions, and the development of acute posttraumatic stress disorder-related symptoms after intensive care. Crit Care Med 2001；29：573-80.

82) Hughes CG, Girard TD, Pandharipande PP. Daily sedation interruption versus targeted light sedation strategies in ICU patients. Crit Care Med 2013；41（9 Suppl 1）：S39-45.

83) Shehabi Y, Bellomo R, Reade MC, et al；Sedation Practice in Intensive Care Evaluation Study Investigators, Australian and New Zealand Intensive Care Society Clinical Trials Group. Early goal-directed sedation versus standard sedation in mechanically ventilated critically ill patients：a pilot study. Crit Care Med 2013；41：1983-91.

84) 日本集中治療医学会規格・安全対策委員会，日本集中治療医学会看護部会．ICU における鎮痛・鎮静に関するアンケート調査．日集中医誌 2012；19：99-106.

85) Miller MA, Krein SL, George CT, et al. Diverse attitudes to and understandings of spontaneous awakening trials：results from a statewide quality improvement collaborative. Crit Care Med 2013；41：1976-82.

86) Wunsch H, Kahn JM, Kramer AA, et al. Use of intravenous infusion sedation among mechanically ventilated patients in the United States. Crit Care Med 2009；37：3031-9.

87) Szumita PM, Baroletti SA, Anger KE, et al. Sedation and analgesia in the intensive care unit：evaluating the role of dexmedetomidine. Am J Health Syst Pharm 2007；64：37-44.

88) Tan JA, Ho KM. Use of dexmedetomidine as a sedative and analgesic agent in critically ill adult patients：a meta-analysis. Intensive Care Med 2010；36：926-39.

89) Mehta S, McCullagh I, Burry L. Current sedation practices：lessons learned from international surveys. Crit Care Clin 2009；25：471-88.

90) Patel RP, Gambrell M, Speroff T, et al. Delirium and sedation in the intensive care unit：survey of behaviors and attitudes of 1384 healthcare professionals. Crit Care Med 2009；37：825-32.

91) Salluh JI, Dal-Pizzol F, Mello PV, et al；Brazilian Research in Intensive Care Network. Delirium recognition and sedation practices in critically ill patients：a survey on the attitudes of 1015 Brazilian critical care physicians. J Crit Care 2009；24：556-62.

92) 矢後和夫，佐川賢一編．肝障害時の薬剤投与上の注意点．石井公道監修．肝機能低下時の薬剤使用ガイドブック．東京：じほう；2004. p. 102-3.

93) 河村宜克. 腎不全患者の鎮静と鎮痛（慢性腎不全も含む）. 救急集中治療 2009；21：441-4.
94) Servin F, Cockshott ID, Farinotti R, et al. Pharmacokinetics of propofol infusions in patients with cirrhosis. Br J Anaesth 1990；65：177-83.
95) Servin F, Demonts JM, Haberer JP, et al. Pharmacokinetics and protein binding of propofol in patients with cirrhosis. Anesthesiology 1988；69：887-91.
96) Ickx B, Cockshott ID, Barvais L, et al. Propofol infusion for induction and maintenance of anaesthesia in patients with end-stage renal disease. Br J Anaesth 1998；81：854-60.
97) Costela JL, Jiménez R, Calvo R, et al. Serum protein binding of propofol in patients with renal failure or hepatic cirrhosis. Acta Anaesthesiol Scand 1996；40：741-5.
98) ホスピーラ. プレセデックス®静注液200μg［添付文書］. 2010年8月改訂（第4版）.
99) Hobbs WR, Rall TW, Verdoorn TA. Hypnotics and sedatives；Ethanol. In：Hardman JG, Limbird LE, Molinoff PB, et al, editors. Goodman and Gilman's The Pharmacological Basis of Therapeutics 9th Ed. New York：McGraw-Hill；1996. p. 362-73.
100) Costa E. The Pennsylvania State University College of Medicine. 1987 B.B. Brodie lecture "Polytypic signaling at GABAergic synapses". Life Sci 1988；42：1407-17.
101) Young CC, Prielipp RC. Benzodiazepines in the intensive care unit. Crit Care Clin 2001；17：843-62.
102) Greenblatt DJ, Harmatz JS, Shader RI. Clinical pharmacokinetics of anxiolytics and hypnotics in the elderly. Therapeutic considerations (PartⅠ). Clin Pharmacokinet 1991；21：165-77.
103) 花岡一雄, 田上 恵, 稲田 豊, 他. Midazolamの臨床薬理学的検討 ―第1相試験―. 臨薬理 1983；14：573-91.
104) Kanto JH. Midazolam：the first water-soluble benzodiazepine. Pharmacology, pharmacokinetics and efficacy in insomnia and anesthesia. Pharmacotherapy 1985；5：138-55.
105) 田中輝明, 小山 司. ベンゾジアゼピンの鎮静作用 ―効用と危険性―. 臨精医 2006；35：1647-52.
106) Barr J, Zomorodi K, Bertaccini EJ, et al. A double-blind, randomized comparison of i. v. lorazepam versus midazolam for sedation of ICU patients via a pharmacologic model. Anesthesiology 2001；95：286-98.
107) Kumar A, Bleck TP. Intravenous midazolam for the treatment of refractory status epilepticus. Crit Care Med 1992；20：483-8.
108) Forster A, Gardaz JP, Suter PM, et al. Respiratory depression by midazolam and diazepam. Anesthesiology 1980；53：494-7.
109) Baber R, Hobbes A, Munro IA, et al. Midazolam as an intravenous induction agent for general anaesthesia：a clinical trial. Anaesth Intensive Care 1982；10：29-35.
110) Bailey PL, Pace NL, Ashburn MA, et al. Frequent hypoxemia and apnea after sedation with midazolam and fentanyl. Anesthesiology 1990；73：826-30.
111) Shafer A. Complications of sedation with midazolam in the intensive care unit and a comparison with other sedative regimens. Crit Care Med 1998；26：947-56.
112) Battaglia J. Pharmacological management of acute agitation. Drugs 2005；65：1207-22.
113) Morita T, Tei Y, Inoue S. Correlation of the dose of midazolam for symptom control with administration periods：the possibility of tolerance. J Pain Symptom Manage 2003；25：369-75.
114) 西山友貴, 平崎盟人, 尾高康夫, 他. ミダゾラム持続静注による人工呼吸中の鎮静法に関する検討. ICUとCCU 1993；17：493-9.
115) Hyland R, Osborne T, Payne A, et al. In vitro and in vivo glucuronidation of midazolam in humans. Br J Clin Pharmacol 2009；67：445-54.

116) Johnson TN, Rostami-Hodjegan A, Goddard JM, et al. Contribution of midazolam and its 1-hydroxy metabolite to preoperative sedation in children: a pharmacokinetic-pharmacodynamic analysis. Br J Anaesth 2002; 89: 428-37.

117) Swart EL, Zuideveld KP, de Jongh J, et al. Population pharmacodynamic modelling of lorazepam- and midazolam-induced sedation upon long-term continuous infusion in critically ill patients. Eur J Clin Pharmacol 2006; 62: 185-94.

118) Swart EL, de Jongh J, Zuideveld KP, et al. Population pharmacokinetics of lorazepam and midazolam and their metabolites in intensive care patients on continuous venovenous hemofiltration. Am J Kidney Dis 2005; 45: 360-71.

119) Swart EL, Zuideveld KP, de Jongh J, et al. Comparative population pharmacokinetics of lorazepam and midazolam during long-term continuous infusion in critically ill patients. Br J Clin Pharmacol 2004; 57: 135-45.

120) Greenblatt DJ, Abernethy DR, Locniskar A, et al. Effect of age, gender, and obesity on midazolam kinetics. Anesthesiology 1984; 61: 27-35.

121) Oldenhof H, de Jong M, Steenhoek A, et al. Clinical pharmacokinetics of midazolam in intensive care patients, a wide interpatient variability? Clin Pharmacol Ther 1988; 43: 263-9.

122) Bauer TM, Ritz R, Haberthür C, et al. Prolonged sedation due to accumulation of conjugated metabolites of midazolam. Lancet 1995; 346: 145-7.

123) 今泉　均, 山本修司, 金子正光. 鎮静薬の投与法 —腎不全, 肝不全, 血液浄化法との関連—. ICU と CCU 1997; 21: 635-41.

124) Barr J, Donner A. Optimal intravenous dosing strategies for sedatives and analgesics in the intensive care unit. Crit Care Clin 1995; 11: 827-47.

125) Barr J. Propofol: a new drug for sedation in the intensive care unit. Int Anesthesiol Clin 1995; 33: 131-54.

126) Cox CE, Reed SD, Govert JA, et al. Economic evaluation of propofol and lorazepam for critically ill patients undergoing mechanical ventilation. Crit Care Med 2008; 36: 706-14.

127) McKeage K, Perry CM. Propofol: a review of its use in intensive care sedation of adults. CNS Drugs 2003; 17: 235-72.

128) Marik PE. Propofol: therapeutic indications and sideeffects. Curr Pharm Des 2004; 10: 3639-49.

129) Weinbroum AA, Halpern P, Rudick V, et al. Midazolam versus propofol for long-term sedation in the ICU: a randomized prospective comparison. Intensive Care Med 1997; 23: 1258-63.

130) Bailie GR, Cockshott ID, Douglas EJ, et al. Pharmacokinetics of propofol during and after long-term continuous infusion for maintenance of sedation in ICU patients. Br J Anaesth 1992; 68: 486-91.

131) Carson SS, Kress JP, Rodgers JE, et al. A randomized trial of intermittent lorazepam versus propofol with daily interruption in mechanically ventilated patients. Crit Care Med 2006; 34: 1326-32.

132) Barr J, Egan TD, Sandoval NF, et al. Propofol dosing regimens for ICU sedation based upon an integrated pharmacokinetic-pharmacodynamic model. Anesthesiology 2001; 95: 324-33.

133) Tanios MA, de Wit M, Epstein SK, et al. Perceived barriers to the use of sedation protocols and daily sedation interruption: a multidisciplinary survey. J Crit Care 2009; 24: 66-73.

134) McCollum JS, Dundee JW, Halliday NJ, et al. Dose response studies with propofol ('Diprivan') in unpremedicated patients. Postgrad Med J 1985; 61 Suppl 3: 85-7.

135) Riker RR, Fraser GL. Adverse events associated with sedatives, analgesics, and other drugs that provide patient comfort in the intensive care unit. Pharmacotherapy 2005; 25 (5 Pt 2): 8S-

18.

136) Walder B, Tramèr MR, Seeck M. Seizure-like phenomena and propofol：a systematic review. Neurology 2002；58：1327-32.

137) Iyer VN, Hoel R, Rabinstein AA. Propofol infusion syndrome in patients with refractory status epilepticus：an 11-year clinical experience. Crit Care Med 2009；37：3024-30.

138) Parviainen I, Uusaro A, Kälviäinen R, et al. Propofol in the treatment of refractory status epilepticus. Intensive Care Med 2006；32：1075-9.

139) Simmons BP. CDC guidelines for the prevention and control of nosocomial infections. Guideline for prevention of intravascular infections. Am J Infect Control 1983；11：183-99.

140) Fong JJ, Sylvia L, Ruthazer R, et al. Predictors of mortality in patients with suspected propofol infusion syndrome. Crit Care Med 2008；36：2281-7.

141) Diedrich DA, Brown DR. Analytic reviews：propofol infusion syndrome in the ICU. J Intensive Care Med 2011；26：59-72.

142) Vasile B, Rasulo F, Candiani A, et al. The pathophysiology of propofol infusion syndrome：a simple name for a complex syndrome. Intensive Care Med 2003；29：1417-25.

143) Merz TM, Regli B, Rothen HU, et al. Propofol infusion syndrome--a fatal case at a low infusion rate. Anesth Analg 2006；103：1050.

144) 泰地和子．集中治療における新しい鎮静薬　塩酸デクスメデトミジン（プレセデックス）の薬理学的特徴と臨床試験成績．日薬理誌 2004；124：171-9.

145) Khan ZP, Ferguson CN, Jones RM. alpha-2 and imidazoline receptor agonists. Their pharmacology and therapeutic role. Anaesthesia 1999；54：146-65.

146) Bhana N, Goa KL, McClellan KJ. Dexmedetomidine. Drugs 2000；59：263-8.

147) Triltsch AE, Welte M, von Homeyer P, et al. Bispectral index-guided sedation with dexmedetomidine in intensive care：a prospective, randomized, double blind, placebo-controlled phase II study. Crit Care Med 2002；30：1007-14.

148) Belleville JP, Ward DS, Bloor BC, et al. Effects of intravenous dexmedetomidine in humans. I. Sedation, ventilation, and metabolic rate. Anesthesiology 1992；77：1125-33.

149) Jakob SM, Ruokonen E, Grounds RM, et el；Dexmedetomidine for Long-Term Sedation Investigators. Dexmedetomidine vs midazolam or propofol for sedation during prolonged mechanical ventilation：two randomized controlled trials. JAMA 2012；307：1151-60.

150) Riker RR, Shehabi Y, Bokesch PM, et al；SEDCOM (Safety and Efficacy of Dexmedetomidine Compared With Midazolam) Study Group. Dexmedetomidine vs midazolam for sedation of critically ill patients：a randomized trial. JAMA 2009；301：489-99.

151) Venn RM, Karol MD, Grounds RM. Pharmacokinetics of dexmedetomidine infusions for sedation of postoperative patients requiring intensive care. Br J Anaesth 2002；88：669-75.

152) Venn RM, Bradshaw CJ, Spencer R, et al. Preliminary UK experience of dexmedetomidine, a novel agent for postoperative sedation in the intensive care unit. Anaesthesia 1999；54：1136-42.

153) Venn RM, Hell J, Grounds RM. Respiratory effects of dexmedetomidine in the surgical patient requiring intensive care. Crit Care 2000；4：302-8.

154) Martin E, Ramsay G, Mantz J, et al. The role of the alpha2-adrenoceptor agonist dexmedetomidine in postsurgical sedation in the intensive care unit. J Intensive Care Med 2003；18：29-41.

155) Venn M, Newman J, Grounds M. A phase II study to evaluate the efficacy of dexmedetomidine for sedation in the medical intensive care unit. Intensive Care Med 2003；29：201-7.

156) Kollef MH, Levy NT, Ahrens TS, et al. The use of continuous i. v. sedation is associated with prolongation of mechanical ventilation. Chest 1998；114：541-8.

157) Needham DM, Korupolu R, Zanni JM, et al. Early physical medicine and rehabilitation for patients with acute respiratory failure : a quality improvement project. Arch Phys Med Rehabil 2010 ; 91 : 536-42.
158) Schweickert WD, Pohlman MC, Pohlman AS, et al. Early physical and occupational therapy in mechanically ventilated, critically ill patients : a randomised controlled trial. Lancet 2009 ; 373 : 1874-82.
159) Schweickert WD, Gehlbach BK, Pohlman AS, et al. Daily interruption of sedative infusions and complications of critical illness in mechanically ventilated patients. Crit Care Med 2004 ; 32 : 1272-6.
160) Shehabi Y, Chan L, Kadiman S, et al ; Sedation Practice in Intensive Care Evaluation (SPICE) Study Group investigators. Sedation depth and long-term mortality in mechanically ventilated critically ill adults : a prospective longitudinal multicentre cohort study. Intensive Care Med 2013 ; 39 : 910-8.
161) Shehabi Y, Bellomo R, Reade MC, et al ; Sedation Practice in Intensive Care Evaluation (SPICE) Study Investigators ; ANZICS Clinical Trials Group. Early intensive care sedation predicts long-term mortality in ventilated critically ill patients. Am J Respir Crit Care Med 2012 ; 186 : 724-31.
162) Kress JP, Vinayak AG, Levitt J, et al. Daily sedative interruption in mechanically ventilated patients at risk for coronary artery disease. Crit Care Med 2007 ; 35 : 365-71.
163) Terao Y, Miura K, Saito M, et al. Quantitative analysis of the relationship between sedation and resting energy expenditure in postoperative patients. Crit Care Med 2003 ; 31 : 830-3.
164) Hall RI, MacLaren C, Smith MS, et al. Light versus heavy sedation after cardiac surgery : myocardial ischemia and the stress response. Maritime Heart Centre and Dalhousie University. Anesth Analg 1997 ; 85 : 971-8.
165) Kress JP, Gehlbach B, Lacy M, et al. The long-term psychological effects of daily sedative interruption on critically ill patients. Am J Respir Crit Care Med 2003 ; 168 : 1457-61.
166) Samuelson KA, Lundberg D, Fridlund B. Stressful experiences in relation to depth of sedation in mechanically ventilated patients. Nurs Crit Care 2007 ; 12 : 93-104.
167) Samuelson K, Lundberg D, Fridlund B. Memory in relation to depth of sedation in adult mechanically ventilated intensive care patients. Intensive Care Med 2006 ; 32 : 660-7.
168) Ramsay MA, Savege TM, Simpson BR, et al. Controlled sedation with alphaxalone-alphadolone. Br Med J 1974 ; 2 : 656-9.
169) Robinson BR, Berube M, Barr J, et al. Psychometric analysis of subjective sedation scales in critically ill adults. Crit Care Med 2013 ; 41 (9 Suppl 1) : S16-29.
170) Sessler CN, Gosnell MS, Grap MJ, et al. The Richmond Agitation-Sedation Scale : validity and reliability in adult intensive care unit patients. Am J Respir Crit Care Med 2002 ; 166 : 1338-44.
171) Riker RR, Picard JT, Fraser GL. Prospective evaluation of the Sedation-Agitation Scale for adult critically ill patients. Crit Care Med 1999 ; 27 : 1325-9.
172) Deogaonkar A, Gupta R, DeGeorgia M, et al. Bispectral Index monitoring correlates with sedation scales in brain-injured patients. Crit Care Med 2004 ; 32 : 2403-6.
173) Ely EW, Truman B, Shintani A, et al. Monitoring sedation status over time in ICU patients : reliability and validity of the Richmond Agitation-Sedation Scale (RASS). JAMA 2003 ; 289 : 2983-91.
174) Riker RR, Fraser GL, Simmons LE, et al. Validating the Sedation-Agitation Scale with the Bispectral Index and Visual Analog Scale in adult ICU patients after cardiac surgery. Intensive

Care Med 2001 ; 27 : 853-8.
175) Arias-Rivera S, Sánchez-Sánchez Mdel M, Santos-Díaz R,et al. Effect of a nursing-implemented sedation protocol on weaning outcome. Crit Care Med 2008 ; 36 : 2054-60.
176) Strøm T, Martinussen T, Toft P. A protocol of no sedation for critically ill patients receiving mechanical ventilation : a randomised trial. Lancet 2010 ; 375 : 475-80.
177) Dahaba AA, Grabner T, Rehak PH, et al. Remifentanil versus morphine analgesia and sedation for mechanically ventilated critically ill patients : a randomized double blind study. Anesthesiology 2004 ; 101 : 640-6.
178) Shehabi Y, Grant P, Wolfenden H, et al. Prevalence of delirium with dexmedetomidine compared with morphine based therapy after cardiac surgery : a randomized controlled trial (DEXmedetomidine COmpared to Morphine-DEXCOM Study). Anesthesiology 2009 ; 111 : 1075-84.
179) Nguyen NQ, Chapman MJ, Fraser RJ, et al. The effects of sedation on gastric emptying and intra-gastric meal distribution in critical illness. Intensive Care Med 2008 ; 34 : 454-60.
180) Yukioka H, Tanaka M, Fujimori M. Recovery of bowel motility after high dose fentanyl or morphine anaesthesia for cardiac surgery. Anaesthesia 1990 ; 45 : 353-6.
181) Story SK, Chamberlain RS. A comprehensive review of evidence-based strategies to prevent and treat postoperative ileus. Dig Surg 2009 ; 26 : 265-75.
182) Hall RI, Sandham D, Cardinal P, et al ; Study Investigators. Propofol vs midazolam for ICU sedation : a Canadian multicenter randomized trial. Chest 2001 ; 119 : 1151-9.
183) Ho KM, Ng JY. The use of propofol for medium and long-term sedation in critically ill adult patients : a meta-analysis. Intensive Care Med 2008 ; 34 : 1969-79.
184) Ruokonen E, Parviainen I, Jakob SM, et al ; "Dexmedetomidine for Continuous Sedation" Investigators. Dexmedetomidine versus propofol/midazolam for long-term sedation during mechanical ventilation. Intensive Care Med 2009 ; 35 : 282-90.
185) Carrasco G, Cabré L, Sobrepere G, et al. Synergistic sedation with propofol and midazolam in intensive care patients after coronary artery bypass grafting. Crit Care Med 1998 ; 26 : 844-51.
186) Tonner PH, Wei C, Bein B, et al. Comparison of two bispectral index algorithms in monitoring sedation in postoperative intensive care patients. Crit Care Med 2005 ; 33 : 580-4.
187) Frenzel D, Greim CA, Sommer C, et al. Is the bispectral index appropriate for monitoring the sedation level of mechanically ventilated surgical ICU patients? Intensive Care Med 2002 ; 28 : 178-83.
188) American Psychiatric Association. せん妄，痴呆，健忘性障害，および他の認知障害．高橋三郎，大野　裕，染矢俊幸訳．DSM-Ⅳ-TR, 精神疾患の診断・統計マニュアル第4版．東京：医学書院；2007. p. 142-52.
189) Milbrandt EB, Deppen S, Harrison PL, et al. Costs associated with delirium in mechanically ventilated patients. Crit Care Med 2004 ; 32 : 955-62.
190) Ouimet S, Kavanagh BP, Gottfried SB, et al. Incidence,risk factors and consequences of ICU delirium. Intensive Care Med 2007 ; 33 : 66-73.
191) Shehabi Y, Riker RR, Bokesch PM, et al ; SEDCOM (Safety and Efficacy of Dexmedetomidine Compared With Midazolam) Study Group. Delirium duration and mortality in lightly sedated, mechanically ventilated intensive care patients. Crit Care Med 2010 ; 38 : 2311-8.
192) Pisani MA, Kong SY, Kasl SV, et al. Days of delirium are associated with 1-year mortality in an older intensive care unit population. Am J Respir Crit Care Med 2009 ; 180 : 1092-7.
193) Ely EW, Shintani A, Truman B, et al. Delirium as a predictor of mortality in mechanically

ventilated patients in the intensive care unit. JAMA 2004 ; 291 : 1753-62.
194) Ouimet S, Riker R, Bergeron N, et al. Subsyndromal delirium in the ICU : evidence for a disease spectrum. Intensive Care Med 2007 ; 33 : 1007-13.
195) van den Boogaard M, Schoonhoven L, van der Hoeven JG, et al. Incidence and short-term consequences of delirium in critically ill patients : A prospective observational cohort study. Int J Nurs Stud 2012 ; 49 : 775-83.
196) Ely EW, Gautam S, Margolin R, et al. The impact of delirium in the intensive care unit on hospital length of stay. Intensive Care Med 2001 ; 27 : 1892-900.
197) Lat I, McMillian W, Taylor S, et al. The impact of delirium on clinical outcomes in mechanically ventilated surgical and trauma patients. Crit Care Med 2009 ; 37 : 1898-905.
198) Mitasova A, Kostalova M, Bednarik J, et al. Poststroke delirium incidence and outcomes : validation of the Confusion Assessment Method for the Intensive Care Unit (CAM-ICU). Crit Care Med 2012 ; 40 : 484-90.
199) Girard TD, Jackson JC, Pandharipande PP, et al. Delirium as a predictor of long-term cognitive impairment in survivors of critical illness. Crit Care Med 2010 ; 38 : 1513-20.
200) Pandharipande PP, Girard TD, Jackson JC, et al ; BRAIN-ICU Study Investigators. Long-term cognitive impairment after critical illness. N Engl J Med 2013 ; 369 : 1306-16.
201) van den Boogaard M, Schoonhoven L, Evers AW, et al. Delirium in critically ill patients : impact on long-term health-related quality of life and cognitive functioning. Crit Care Med 2012 ; 40 : 112-8.
202) Saczynski JS, Marcantonio ER, Quach L, et al. Cognitive trajectories after postoperative delirium. N Engl J Med 2012 ; 367 : 30-9.
203) Nouwen MJ, Klijn FA, van den Broek BT, et al. Emotional consequences of intensive care unit delirium and delusional memories after intensive care unit admission : a systematic review. J Crit Care 2012 ; 27 : 199-211.
204) American Psychiatric Association. Diagnostic and Statistical Manual of Mental Disorders 5th edition. VA, Arlington : American Psychiatric Association ; 2013. p. 596-602.
205) Girard TD, Pandharipande PP, Ely EW. Delirium in the intensive care unit. Crit Care 2008 ; 12 Suppl 3 : S3.
206) Peterson JF, Pun BT, Dittus RS, et al. Delirium and its motoric subtypes : a study of 614 critically ill patients. J Am Geriatr Soc 2006 ; 54 : 479-84.
207) Spronk PE, Riekerk B, Hofhuis J, et al. Occurrence of delirium is severely underestimated in the ICU during daily care. Intensive Care Med 2009 ; 35 : 1276-80.
208) Gusmao-Flores D, Salluh JI, Chalhub RÁ, et al. The Confusion Assessment Method for the Intensive Care Unit (CAM-ICU) and Intensive Care Delirium Screening Checklist (ICDSC) for the diagnosis of delirium : a systematic review and meta-analysis of clinical studies. Crit Care 2012 ; 16 : R115.
209) Shi Q, Warren L, Saposnik G, et al. Confusion assessment method : a systematic review and meta-analysis of diagnostic accuracy. Neuropsychiatr Dis Treat 2013 ; 9 : 1359-70.
210) Neto AS, Nassar AP Jr, Cardoso SO, et al. Delirium screening in critically ill patients : a systematic review and meta-analysis. Crit Care Med 2012 ; 40 : 1946-51.
211) Plaschke K, von Haken R, Scholz M, et al. Comparison of the confusion assessment method for the intensive care unit (CAM-ICU) with the Intensive Care Delirium Screening Checklist (ICDSC) for delirium in critical care patients gives high agreement rate (s). Intensive Care Med 2008 ; 34 : 431-6.
212) Tomasi CD, Grandi C, Salluh J, et al. Comparison of CAM-ICU and ICDSC for the detection of

212) delirium in critically ill patients focusing on relevant clinical outcomes. J Crit Care 2012 ; 27 : 212-7.
213) Fagundes JA, Tomasi CD, Giombelli VR, et al. CAM-ICU and ICDSC agreement in medical and surgical ICU patients is influenced by disease severity. PLoS One 2012 ; 7 : e51010.
214) Tsuruta R, Fujimoto K, Shintani A, et al. ICU のためのせん妄評価法（CAM-ICU）トレーニング・マニュアル. 2002 [cited 2014 Jan 15]. Available from：http://www.icudelirium.org/docs/CAM_ICU_training_Japanese.pdf
215) 古賀雄二, 村田洋章, 山勢博彰. 日本語版 CAM-ICU フローシートの妥当性と信頼性の検証. 山口医 2014 ; 63 : 93-101.
216) 卯野木健, 劍持雄二. ICDSC を使用したせん妄の評価. 看技 2011 ; 57 : 45-9.
217) van Eijk MM, van den Boogaard M, van Marum RJ, et al. Routine use of the confusion assessment method for the intensive care unit：a multicenter study. Am J Respir Crit Care Med 2011 ; 184 : 340-4.
218) Reade MC, Eastwood GM, Peck L, et al. Routine use of the Confusion Assessment Method for the Intensive Care Unit（CAM-ICU）by bedside nurses may underdiagnose delirium. Crit Care Resusc 2011 ; 13 : 217-24.
219) Neufeld KJ, Leoutsakos JS, Sieber FE, et al. Evaluation of two delirium screening tools for detecting postoperative delirium in the elderly. Br J Anaesth 2013 ; 111 : 612-8.
220) Wøien H, Balsliemke S, Stubhaug A. The incidence of delirium in Norwegian intensive care units；deep sedation makes assessment difficult. Acta Anaesthesiol Scand 2013 ; 57 : 294-302.
221) Haenggi M, Blum S, Brechbuehl R, et al. Effect of sedation level on the prevalence of delirium when assessed with CAM-ICU and ICDSC. Intensive Care Med 2013 ; 39 : 2171-9.
222) Scott P, McIlveney F, Mallice M. Implementation of a validated delirium assessment tool in critically ill adults. Intensive Crit Care Nurs 2013 ; 29 : 96-102.
223) Law TJ, Leistikow NA, Hoofring L, et al. A survey of nurses' perceptions of the intensive care delirium screening checklist. Dynamics 2012 ; 23 : 18-24.
224) van den Boogaard M, Pickkers P, Slooter AJ, et al. Development and validation of PRE-DELIRIC（PREdiction of DELIRium in ICu patients）delirium prediction model for intensive care patients：observational multicentre study. BMJ 2012 ; 344 : e420.
225) Pisani MA, Murphy TE, Araujo KL, et al. Benzodiazepine and opioid use and the duration of intensive care unit delirium in an older population. Crit Care Med 2009 ; 37 : 177-83.
226) Van Rompaey B, Elseviers MM, Schuurmans MJ, et al. Risk factors for delirium in intensive care patients：a prospective cohort study. Crit Care 2009 ; 13 : R77.
227) Stransky M, Schmidt C, Ganslmeier P, et al. Hypoactive delirium after cardiac surgery as an independent risk factor for prolonged mechanical ventilation. J Cardiothorac Vasc Anesth 2011 ; 25 : 968-74.
228) Lin SM, Huang CD, Liu CY, et al. Risk factors for the development of early-onset delirium and the subsequent clinical outcome in mechanically ventilated patients. J Crit Care 2008 ; 23 : 372-9.
229) Pandharipande P, Cotton BA, Shintani A, et al. Prevalence and risk factors for development of delirium in surgical and trauma intensive care unit patients. J Trauma 2008 ; 65 : 34-41.
230) McPherson JA, Wagner CE, Boehm LM, et al. Delirium in the cardiovascular ICU：exploring modifiable risk factors. Crit Care Med 2013 ; 41 : 405-13.
231) Kress JP. The complex interplay between delirium, sepsis and sedation. Crit Care 2010 ; 14 : 164.
232) Patel SB, Poston JT, Pohlman A, et al. Rapidly reversible, sedation-related delirium versus persistent delirium in the intensive care unit. Am J Respir Crit Care Med 2014 ; 189 : 658-65.

233) Skrobik Y, Leger C, Cossette M, et al. Factors predisposing to coma and delirium : fentanyl and midazolam exposure ; CYP3A5, ABCB1, and ABCG2 genetic polymorphisms ; and inflammatory factors. Crit Care Med 2013 ; 41 : 999-1008.

234) Chlan LL, Weinert CR, Heiderscheit A, et al. Effects of patient-directed music intervention on anxiety and sedative exposure in critically ill patients receiving mechanical ventilatory support : a randomized clinical trial. JAMA 2013 ; 309 : 2335-44.

235) Beaulieu-Boire G, Bourque S, Chagnon F, et al. Music and biological stress dampening in mechanically-ventilated patients at the intensive care unit ward-a prospective interventional randomized crossover trial. J Crit Care 2013 ; 28 : 442-50.

236) Conrad C, Niess H, Jauch KW, et al. Overture for growth hormone : requiem for interleukin-6? Crit Care Med 2007 ; 35 : 2709-13.

237) Zaal IJ, Spruyt CF, Peelen LM, et al. Intensive care unit environment may affect the course of delirium. Intensive Care Med 2013 ; 39 : 481-8.

238) Van Rompaey B, Elseviers MM, Van Drom W, et al. The effect of earplugs during the night on the onset of delirium and sleep perception : a randomized controlled trial in intensive care patients. Crit Care 2012 ; 16 : R73.

239) Kamdar BB, King LM, Collop NA, et al. The effect of a quality improvement intervention on perceived sleep quality and cognition in a medical ICU. Crit Care Med 2013 ; 41 : 800-9.

240) Skrobik Y, Ahern S, Leblanc M, et al. Protocolized intensive care unit management of analgesia, sedation,and delirium improves analgesia and subsyndromal delirium rates. Anesth Analg 2010 ; 111 : 451-63.

241) Girard TD, Pandharipande PP, Carson SS, et al ; MIND Trial Investigators. Feasibility, efficacy, and safety of antipsychotics for intensive care unit delirium : the MIND randomized, placebo-controlled trial. Crit Care Med 2010 ; 38 : 428-37.

242) Wang W, Li HL, Wang DX, et al. Haloperidol prophylaxis decreases delirium incidence in elderly patients after noncardiac surgery : a randomized controlled trial. Crit Care Med 2012 ; 40 : 731-9.

243) van den Boogaard M, Schoonhoven L, van Achterberg T, et al. Haloperidol prophylaxis in critically ill patients with a high risk for delirium. Crit Care 2013 ; 17 : R9.

244) Pandharipande PP, Pun BT, Herr DL, et al. Effect of sedation with dexmedetomidine vs lorazepam on acute brain dysfunction in mechanically ventilated patients : the MENDS randomized controlled trial. JAMA 2007 ; 298 : 2644-53.

245) Gamberini M, Bolliger D, Lurati Buse GA, et al. Rivastigmine for the prevention of postoperative delirium in elderly patients undergoing elective cardiac surgery--a randomized controlled trial. Crit Care Med 2009 ; 37 : 1762-8.

246) Devlin JW, Roberts RJ, Fong JJ, et al. Efficacy and safety of quetiapine in critically ill patients with delirium : a prospective, multicenter, randomized, double-blind, placebo-controlled pilot study. Crit Care Med 2010 ; 38 : 419-27.

247) Ji F, Li Z, Nguyen H, et al. Perioperative dexmedetomidine improves outcomes of cardiac surgery. Circulation 2013 ; 127 : 1576-84.

248) 工藤　明，高瀬　肇，片貝　宏．アルコール多飲者はICUでせん妄状態を起こしやすいのか？日集中医誌 2011；18：355-62.

249) 小林敦子，奥田裕子，小谷　透，他．ICUにおいて発症した譫妄に対するデクスメデトミジンの治療効果の検討．麻酔 2007；56：1155-60.

250) 新野哲也，秦　光賢，瀬在　明，他．B型急性大動脈解離に対するクリニカルパスの効果 ―早期離床と肺酸素化障害の予防効果―．脈管学 2007；47：615-9.

251）渋谷伸子，奥寺　敬，釈永清志，他．ICU におけるデクスメデトミジン使用時の鎮静効果と循環変動．ICU と CCU 2006；30：963-9．

252）清水　斎，栗原将人，三沢　学，他．高齢者における低侵襲冠動脈バイパス術の有効性：術中および術後 ICU 経過からの検討．ICU と CCU 2000；24：511-6．

253）山田貴允，山本直人，佐藤　勉，他．高齢者消化管手術後せん妄予測因子としての改訂長谷川式簡易知能評価スケールの評価．日臨外会誌 2009；70：1249-54．

254）加藤晃司，山田桂吾，前原瑞樹，他．救命救急センターにおけるせん妄に対する aripiprazole の有効性と安全性の検討 ―抗精神病薬を投与したせん妄患者 41 名を対象とした後方視的研究―．臨精薬理 2011；14：1363-70．

255）大塚静香，鎌倉やよい，米田雅彦，他．食道がん術後患者におけるせん妄症状・睡眠・尿中 PGE2 排泄パターンの関係．日看科会誌 2006；26：11-8．

256）石光芙美子，鎌倉やよい，深田順子．術後せん妄前駆症状観察ツール開発に関する基礎的研究：術後せん妄症状の構造化．日看科会誌 2006；26：74-83．

257）田口豊恵，中森美季，林　朱美．手術を受けた高齢者の睡眠評価　せん妄発症との関連性からの分析．日クリティカルケア看会誌 2010；6：55-62．

258）江尻晴美．活動型せん妄と低活動型せん妄に対する看護師の認識．日集中医誌 2012；19：269-72．

259）大西純子，髙見沢恵美子．緊急入院をした循環器疾患患者とその家族へのせん妄ケアにおける看護師の認識と看護実践の阻害・促進要因．日循環器看会誌 2010；6：50-8．

260）増田さおり，ブルーナ明子．ICU 看護師の看護師臨床経験によるせん妄予測の違い．日看会論集：成人看Ⅰ 2010；40：157-9．

261）Bailey P, Thomsen GE, Spuhler VJ, et al. Early activity is feasible and safe in respiratory failure patients. Crit Care Med 2007；35：139-45.

262）Pohlman MC, Schweickert WD, Pohlman AS, et al. Feasibility of physical and occupational therapy beginning from initiation of mechanical ventilation. Crit Care Med 2010；38：2089-94.

263）Morris PE, Goad A, Thompson C, et al. Early intensive care unit mobility therapy in the treatment of acute respiratory failure. Crit Care Med 2008；36：2238-43.

264）Burtin C, Clerckx B, Robbeets C, et al. Early exercise in critically ill patients enhances short-term functional recovery. Crit Care Med 2009；37：2499-505.

265）Garzon-Serrano J, Ryan C, Waak K, et al. Early mobilization in critically ill patients：patients' mobilization level depends on health care provider's profession. PMR 2011；3：307-13.

266）Damluji A, Zanni JM, Mantheiy E, et al. Safety and feasibility of femoral catheters during physical rehabilitation in the intensive care unit. J Crit Care 2013；28：535. e9-15.

267）Camargo Pires-Neto R, Fogaça Kawaguchi YM, Sayuri Hirota A, et al. Very early passive cycling exercise in mechanically ventilated critically ill patients：physiological and safety aspects--a case series. PLoS One 2013；8：e74182.

268）Jackson JC, Ely EW, Morey MC, et al. Cognitive and physical rehabilitation of intensive care unit survivors：results of the RETURN randomized controlled pilot investigation. Crit Care Med 2012；40：1088-97.

269）Brummel NE, Girard TD, Ely EW, et al. Feasibility and safety of early combined cognitive and physical therapy for critically ill medical and surgical patients：the Activity and Cognitive Therapy in ICU（ACT-ICU）trial. Intensive Care Med 2014；40：370-9.

270）Balas MC, Vasilevskis EE, Burke WJ, et al. Critical care nurses' role in implementing the "ABCDE bundle" into practice. Crit Care Nurse 2012；32：35-8, 40-7；quiz 48.

271）Macht M, Wimbish T, Bodine C, et al. ICU-acquired swallowing disorders. Crit Care Med 2013；

41：2396-405.

272) Brattebø G, Hofoss D, Flaatten H, et al. Effect of a scoring system and protocol for sedation on duration of patients' need for ventilator support in a surgical intensive care unit. BMJ 2002；324：1386-9.

273) De Jonghe B, Bastuji Garin S, Fangio P, et al. Sedation algorithm in critically ill patients without acute brain injury. Crit Care Med 2005；33：120-7.

274) Adam C, Rosser D, Manji M. Impact of introducing a sedation management guideline in intensive care. Anaesthesia 2006；61：260-3.

275) Quenot JP, Ladoire S, Devoucoux F, et al. Effect of a nurse-implemented sedation protocol on the incidence of ventilator-associated pneumonia. Crit Care Med 2007；35：2031-6.

276) Robinson BR, Mueller EW, Henson K, et al. An analgesia-delirium-sedation protocol for critically ill trauma patients reduces ventilator days and hospital length of stay. J Trauma 2008；65：517-26.

277) Elliott R, McKinley S, Aitken LM, et al. The effect of an algorithm-based sedation guideline on the duration of mechanical ventilation in an Australian intensive care unit. Intensive Care Med 2006；32：1506-14.

278) Bucknall TK, Manias E, Presneill JJ. A randomized trial of protocol-directed sedation management for mechanical ventilation in an Australian intensive care unit. Crit Care Med 2008；36：1444-50.

279) Breen D, Karabinis A, Malbrain M, et al. Decreased duration of mechanical ventilation when comparing analgesia-based sedation using remifentanil with standard hypnotic-based sedation for up to 10 days in intensive care unit patients：a randomised trial [ISRCTN47583497]. Crit Care 2005；9：R200-10.

280) Mehta S, Meade MO, Hynes P, et al. A multicenter survey of Ontario intensive care unit nurses regarding the use of sedatives and analgesics for adults receiving mechanical ventilation. J Crit Care 2007；22：191-6.

281) Ethier C, Burry L, Martinez-Motta C, et al；Canadian Critical Care Trials Group. Recall of intensive care unit stay in patients managed with a sedation protocol or a sedation protocol with daily sedative interruption：a pilot study. J Crit Care 2011；26：127-32.

282) Fraser GL, Riker RR. Comfort without coma：changing sedation practices. Crit Care Med 2007；35：635-7.

283) Fry C, Edelman LS, Cochran A. Response to a nursingdriven protocol for sedation and analgesia in a burntrauma ICU. J Burn Care Res 2009；30：112-8.

284) Chlan LL, Weinert CR, Skaar DJ, et al. Patientcontrolled sedation：a novel approach to sedation management for mechanically ventilated patients. Chest 2010；138：1045-53.

285) Hager DN, Dinglas VD, Subhas S, et al. Reducing deep sedation and delirium in acute lung injury patients：a quality improvement project. Crit Care Med 2013；41：1435-42.

286) Jankouskas T, Bush MC, Murray B, et al. Crisis resource management：evaluating outcomes of a multidisciplinary team. Simul Healthc 2007；2：96-101.

287) Vyt A. Interprofessional and transdisciplinary teamwork in health care. Diabetes Metab Res Rev 2008；24 Suppl 1：S106-9.

288) Zeltser MV, Nash DB. Approaching the evidence basis for aviation-derived teamwork training in medicine. Am J Med Qual 2010；25：13-23.

289) Majmudar A, Jain AK, Chaudry J, et al. High-performance teams and the physician leader：an overview. J Surg Educ 2010；67：205-9.

290) Manthous C, Nembhard IM, Hollingshead AB. Building effective critical care teams. Crit Care

2011 ; 15 : 307.
291) Stead K, Kumar S, Schultz TJ, et al. Teams communicating through STEPPS. Med J Aust 2009 ; 190 : S128-32.
292) Meier AH, Boehler ML, McDowell CM, et al. A surgical simulation curriculum for senior medical students based on TeamSTEPPS. Arch Surg 2012 ; 147 : 761-6.
293) Brock D, Abu-Rish E, Chiu CR, et al. Interprofessional education in team communication : working together to improve patient safety. BMJ Qual Saf 2013 ; 22 : 414-23.
294) Resar R, Pronovost P, Haraden C, et al. Using a bundle approach to improve ventilator care processes and reduce ventilator-associated pneumonia. Jt Comm J Qual Patient Saf 2005 ; 31 : 243-8.
295) Berriel-Cass D, Adkins FW, Jones P, et al. Eliminating nosocomial infections at Ascension Health. Jt Comm J Qual Patient Saf 2006 ; 32 : 612-20.
296) Youngquist P, Carroll M, Farber M, et al. Implementing a ventilator bundle in a community hospital. Jt Comm J Qual Patient Saf 2007 ; 33 : 219-25.
297) Rello J, Lode H, Cornaglia G, et al ; VAP Care Bundle Contributors. A European care bundle for prevention of ventilator-associated pneumonia. Intensive Care Med 2010 ; 36 : 773-80.
298) 日本集中治療医学会ICU機能評価委員会. 人工呼吸器関連肺炎予防バンドル 2012 改訂版. [cited 2010 Nov 12]. Available from : http://www.jsicm.org/pdf/2010VAP.pdf
299) Vasilevskis EE, Ely EW, Speroff T, et al. Reducing iatrogenic risks : ICU-acquired delirium and weakness--crossing the quality chasm. Chest 2010 ; 138 : 1224-33.
300) Morandi A, Brummel NE, Ely EW. Sedation, delirium and mechanical ventilation : the 'ABCDE' approach. Curr Opin Crit Care 2011 ; 17 : 43-9.
301) Schwab RJ. Disturbances of sleep in the intensive care unit. Crit Care Clin 1994 ; 10 : 681-94.
302) Little A, Ethier C, Ayas N, et al. A patient survey of sleep quality in the Intensive Care Unit. Minerva Anestesiol 2012 ; 78 : 406-14.
303) Hu RF, Jiang XY, Zeng YM, et al. Effects of earplugs and eye masks on nocturnal sleep, melatonin and cortisol in a simulated intensive care unit environment. Crit Care 2010 ; 14 : R66.
304) Schelling G, Stoll C, Haller M, et al. Health-related quality of life and posttraumatic stress disorder in survivors of the acute respiratory distress syndrome. Crit Care Med 1998 ; 26 : 651-9.
305) Schelling G, Richter M, Roozendaal B, et al. Exposure to high stress in the intensive care unit may have negative effects on health-related quality-of-life outcomes after cardiac surgery. Crit Care Med 2003 ; 31 : 1971-80.
306) Granja C, Gomes E, Amaro A, et al ; JMIP Study Group. Understanding posttraumatic stress disorder-related symptoms after critical care : the early illness amnesia hypothesis. Crit Care Med 2008 ; 36 : 2801-9.
307) International association for the study of pain : IASP taxonomy. [cited 2013 December 1]. Available from : http://www.iasp-pain.org/Education/Content.aspx?ItemNumber=1698
308) Anand KJ, Craig KD. New perspectives on the definition of pain. Pain 1996 ; 67 : 3-6 ; discussion 209-11.
309) Devlin JW, Nava S, Fong JJ, et al. Survey of sedation practices during noninvasive positive-pressure ventilation to treat acute respiratory failure. Crit Care Med 2007 ; 35 : 2298-302.
310) Akada S, Takeda S, Yoshida Y, et al. The efficacy of dexmedetomidine in patients with noninvasive ventilation : a preliminary study. Anesth Analg 2008 ; 107 : 167-70.
311) Huang Z, Chen YS, Yang ZL, et al. Dexmedetomidine versus midazolam for the sedation of patients with non-invasive ventilation failure. Intern Med 2012 ; 51 : 2299-305.

312) Iber FL, Livak A, Kruss DM. Apnea and cardiopulmonary arrest during and after endoscopy. J Clin Gastroenterol 1992；14：109-13.
313) Bhananker SM, Posner KL, Cheney FW, et al. Injury and liability associated with monitored anesthesia care：a closed claims analysis. Anesthesiology 2006；104：228-34.
314) American Society of Anesthesiologists Task Force on Sedation and Analgesia by Non-Anesthesiologists. Practice guidelines for sedation and analgesia by non-anesthesiologists. Anesthesiology 2002；96：1004-17.
315) American Society of Anesthesiologists. Standards for Basic Anesthetic Monitoring. [cited 2013 December 1]. Available from：http://www.asahq.org/For-Members/~/media/For%20Members/documents/Standards%20Guidelines%20Stmts/Basic%20Anesthetic%20Monitoring%202011.ashx
316) da Silva PS, Fonseca MC. Unplanned endotracheal extubations in the intensive care unit：systematic review, critical appraisal, and evidence-based recommendations. Anesth Analg 2012；114：1003-14.
317) Bray K, Hill K, Robson W, et al；British Association of Critical Care Nurses. British Association of Critical Care Nurses position statement on the use of restraint in adult critical care units. Nurs Crit Care 2004；9：199-212.
318) Martin B, Mathisen L. Use of physical restraints in adult critical care：a bicultural study. Am J Crit Care 2005；14：133-42.
319) De Jonghe B, Constantin JM, Chanques G, et al；Group Interfaces Sédation. Physical restraint in mechanically ventilated ICU patients：a survey of French practice. Intensive Care Med 2013；39：31-7.
320) Hine K. The use of physical restraint in critical care. Nurs Crit Care 2007；12：6-11.
321) Maccioli GA, Dorman T, Brown BR, et al；American College of Critical Care Medicine, Society of Critical Care Medicine. Clinical practice guidelines for the maintenance of patient physical safety in the intensive care unit：use of restraining therapies--American College of Critical Care Medicine Task Force 2001-2002. Crit Care Med 2003；31：2665-76.
322) 日本集中治療医学会看護部会．ICUにおける身体拘束（抑制）のガイドライン〜全国調査を基に〜．2010年12月．Available from：http://square.umin.ac.jp/jsicmnd/icuguide_01.pdf

Japanese guidelines for the management
of Pain, Agitation, and Delirium in
intensive care unit (J-PAD)

Committee for the development of Japanese guidelines for the
management of Pain, Agitation, and Delirium in intensive care unit,
Japanese Society of Intensive Care Medicine

J Jpn Soc Intensive Care Med 2014；21：539-579.

おわりに

　前述の通り，本ガイドラインの目的は，重症患者管理に携わるわが国のすべての医療者が，患者の痛み，不穏，せん妄をより総合的に管理できるよう支援することであり，規定的あるいは絶対的なものではない。本ガイドラインは個々の患者のニーズや各施設で利用可能な医療資源の状況に応じて活用されるべきものであり，この内容に合致しない治療選択を妨げるものではなく，また，医療訴訟の資料として利用されることも適切ではないことを附記する。

　本稿のすべての著者には規定された COI はない。

索引

英数

ARDS（acute respiratory distress syndrome） 70
BIS（Bispectral Index） 70
BPS（Behavioral Pain Scale） 13
CAM-ICU（Confusion Assessment Method for the ICU） 16, 50, 82
CAM-ICU の評価方法 86
CPOT（Critical-Care Pain Observation Tool） 13, 50
HFO（high frequency oscillatory ventilation） 70
IASP（International Association for the Study of Pain） 7
ICDSC（Intensive Care Delirium Screening Checklist） 50, 82
ICDSC の評価方法 86
ICU における痛み 6
MAC（monitored anesthesia care） 140
NPPV（noninvasive positive pressure ventilation） 40, 140
NRS（Numeric Rating Scale） 13, 50
NRS-V（Numeric Rating Scale-Visual） 54
NSAIDs（nonsteroidal anti-infammatary drugs） 41
PCA（patient controlled analgesia） 20, 140
PCEA（patient controlled epidural analgesia） 20
PRE-DELIRIC モデル 93
Ramsay Scale 44, 50
RASS（Richmond Agitation-Sedation Scale） 42, 50
SAS（Sedation-Agitation Scale） 44, 50
SQAT（Sedation Quality Assessment Tool） 11
VAS（Visual Analogue Scale） 13

あ

悪性症候群 59
浅い鎮静 39, 46

い

痛み 6
インフォームド・コンセント 143

お

オピオイド 40
オピオイド拮抗性鎮痛薬 26

か

ガイドライン 128, 131
過活動型せん妄 51, 79
患者関連因子 95
患者自己調節硬膜外鎮痛法 20
患者自己調節鎮痛法 20

き

急性呼吸促迫症候群 70
胸腔ドレーン抜去 22

け

言語聴覚士 124

こ

硬膜外ブロック 31
呼吸状態の安定 122
呼吸抑制 59
混合型せん妄 79
昏睡 98

さ

催眠重視の鎮静法 53
作業療法士 124

し

事故抜去 141
自動運動 121
社会的苦痛 7
循環動態の安定 122
静注オピオイド 26
神経障害性疼痛 26
神経ブロック 31
人工呼吸期間延長 66
身体的苦痛 7
身体抑制 141
心理的苦痛 7

す

睡眠リズム 135
スタチン 112
スピリチュアルペイン 7

せ

先行性鎮痛 22
全人的苦痛 7
せん妄 75
せん妄管理 101

せん妄のFinal common neural
　　pathway　　　　　　　　99
せん妄のリスクファクター
　　　　　　　　　　93，95
せん妄発症　　　　　　　　66
せん妄モニタリング　　　　90

そ
早期離床　　　　　　　　102
早期リハビリテーション
　　　　　　118，121，124

た
多職種・多専門性　　　　　21
他動運動　　　　　　　　121

ち
チーム医療　　　　　　　133
チーム教育　　　　　　　123
聴覚誘発電位　　　　　　　70
治療関連因子　　　　　　　95
鎮静過剰　　　　　　　　　66
鎮静深度　　　　　　　39，42
鎮静の質　　　　　　　　　42
鎮静薬　　　　　　　　　　55
鎮痛管理　　　　　　　　　34
鎮痛優先の鎮静　　　　34，53

て
低活動型せん妄　　　　　　79
低血圧　　　　　　　　　　59
デクスメデトミジン
　　　37，63，67，96，109，114

と
疼痛　　　　　　　　　　　6
トータルペイン　　　　　　7

の
脳機能の客観的指標　　　　69

は
バイタルサイン　　　　18，90
ハロペリドール　　　　　106
バンドル　　　　　　40，131

ひ
非侵襲的陽圧換気法　　　　40
非ステロイド性消炎鎮痛薬　41
非挿管患者　　　　　　　138
非定型抗精神病薬
　　　　　　　51，106，111
非ベンゾジアゼピン系鎮静薬　56
非薬理学的介入　　　24，101
非薬理学的戦略　　　　　　8
評価ツール　　　　　　10，79

ふ
不穏　　　　　　　　　　　49
不穏の原因　　　　　　34，49
プロトコル　　　　　128，131
プロポフォール　　　　36，62
プロポフォールインフュージョ
　　ン症候群　　　　　　63

へ
ベンゾジアゼピン系鎮静薬
　　　　　　　56，66，114

ま
毎日の鎮静中断　　　　　　46

み
ミダゾラム　　　35，58，67
3つの運動性亜型　　　　　79

も
モニタリング　　　　79，138

や
薬理学的介入　　　　101，104
薬理学的せん妄予防
　　プロトコル　　　　　105

り
理学療法士　　　　　　　124
リバスチグミン　　　　　111
リハビリテーション専門職種　124
リラクゼーション　　24，103
臨床的アウトカム　　39，74

日本版・集中治療室における成人重症患者に対する
痛み・不穏・せん妄管理のための臨床ガイドライン　準拠

実践 鎮痛・鎮静・せん妄管理ガイドブック

2016年5月20日発行　　　　　　　　第1版第1刷　ⓒ

編　集　一般社団法人 日本集中治療医学会
　　　　J-PADガイドライン検討委員会

発行者　渡辺 嘉之

発行所　株式会社 総合医学社
　　　　〒101-0061　東京都千代田区三崎町1-1-4
　　　　電話 03-3219-2920　FAX 03-3219-0410
　　　　URL：http://www.sogo-igaku.co.jp

Printed in Japan　　　　　　　　シナノ印刷株式会社
ISBN978-4-88378-642-8

・JCOPY ＜（社）出版者著作権管理機構 委託出版物＞
本書を無断で複製する行為（コピー，スキャン，デジタルデータ化など）は，「私的使用のための複製」など著作権法上の限られた例外を除き禁じられています．大学，病院，企業などにおいて，業務上使用する目的（診療，研究活動を含む）で上記の行為を行うことは，その使用範囲が内部的であっても，私的利用には該当せず，違法です．また私的使用に該当する場合であっても，代行業者等の第三者に依頼して上記の行為を行うことは違法となります．複写される場合は，そのつど事前に，JCOPY（社）出版者著作権管理機構（電話 03-3513-6969，FAX 03-3513-6979，e-mail：info@jcopy.or.jp）の許諾を得てください．